AF232553

ESSAIS

DE

PATHOLOGIE & D'ÉPIDÉMIOLOGIE RATIONNELLES

DES

ORIGINES ÉPIDÉMIQUES

Considérées au double point de vue Bactériologique et Philosophique

PAR

Le Docteur H. BOUCHER

LICENCIÉ EN DROIT

> 1º Les êtres évoluent et se manifestent différemment, suivant les différents milieux dans lesquels ils vivent.
> 2º Les mêmes causes produisent toujours les mêmes effets.

PARIS

O. DOIN, Éditeur, Place de l'Odéon

1896

INTRODUCTION

Je vais tout d'abord consigner dans ces premières pages, les impressions que suscita ma brochure sur les entités morbides, dans les milieux
classiques. A vrai dire et sans vouloir en quoi que
ce soit me flatter ou m'enorgueillir, l'impression
des puissants fut plutôt mauvaise. C'était logique,
c'était nécessaire, puisque j'y démontrais que
les théories qu'ils avaient émises, qui les avaient
élevés, qui les avaient faits grands, n'étaient en
résumé que gigantesques erreurs. Toutefois, à
mes objections, aucune réfutation ne fut opposée.
Les uns m'exposèrent simplement et avec une
parfaite sérénité, que la publication de mes idées
ne leur paraissait pas opportune, car, vivant de ce
même microbe qui tue les simples mortels, ils ne
pouvaient supporter que l'on y osât toucher. D'autres, en des comptes-rendus d'allures bienveil-
lantes, me faisaient gracieusement dire des énor-
mités : « Monsieur Boucher, assuraient-ils, pense
avec certains anciens que les théories doivent pré-
céder les faits. » J'ose avouer que je ne vois pas
très bien le moyen que pourrait employer une
modeste créature humaine, fût-elle ancienne ou
bien moderne, pour édifier une théorie sur des
faits qu'elle ne connaît pas et qu'elle ne peut connaître, puisqu'ils ne se sont pas encore produits.

Un troisième bactériologue convaincu, mais de

caractère combatif, exprimait l'étonnement désagréable dans lequel je l'avais plongé, en un article sévère tout hérissé de points, tant d'exclamation que d'interrogation. Cette particularité était frappante, et je me demandai longtemps à quel état d'esprit pouvait correspondre une telle profusion de ces signes spéciaux. La graphologie me vint heureusement prêter son concours et me sortir d'embarras. Je me souvins que pour cette science l'homme se peint dans son écriture, et que l'on y doit retrouver les signes certains de ses tendances et de ses préoccupations. Le problème était résolu. Car, chez le vrai bactériologue, qui ne vit que pour le microbe, qui le voit partout et toujours, cette hantise se doit exprimer par la forme de son écriture.

Pense-t-il aux bâtonnets, aux bacilles, sous sa plume et inconsciemment se dessine le point d'exclamation, type graphique du bacille.

Songe-t-il aux vibrions, aux spirilles, c'est le point d'interrogation qui machinalement se forme.

Et combien grande dut être la satisfaction qu'éprouva mon bactériologue lorsque, sa page terminée, il en put contempler l'aspect ; les caractères ordinaires, courants, disparurent à ses yeux.

Comme en une évocation délicieuse, ces points d'interrogation, d'exclamation lui apparurent seuls, images agrandies des formes microbiennes, lui rappelant les aspects radieux des paysages microscopéens avec leur flore merveilleuse et leur faune terrifiante... c'était l'extase. Car la bactériologie a ses extatiques, et cela n'a rien d'étonnant, si l'on veut considérer qu'elle est beaucoup plus *religion* que *science*.

D'abord elle possède de nombreux pontifes qui, avant de prononcer le *dignus intrare*, réclament du catéchumène une foi robuste, une foi aveugle.

Qui êtes-vous, lui demandent-ils sur le seuil du temple où il veut entrer? — Je veux être bactériologue. — Quel est votre nom? — Je veux être bactériologue. — Que désirez-vous ? — La grâce d'être bactériologue.—Très bien, s'écrie le chœur des prêtres, il est digne.

La bactériologie a aussi ses rites, très nombreux d'ailleurs, mais dont les principaux, ceux que l'on pourrait appeler les rites sacrés, sont les inoculations, les injections, les désinfections et les pulvérisations.

Elle possède un culte extérieur : la culture des bouillons — un culte intérieur : le microbe — des mystères impénétrables : ceux de la phagocytose, du microbisme latent, etc. etc.

Et à qui oserait nier son caractère sacré, quasi divin, elle pourrait opposer sans crainte les nombreux miracles qu'elle a opérés. Ils ne se comptent déjà plus.

Une seule chose pourtant la différencie des autres religions passées maintenant à l'état de souvenir ; alors que ces dernières menaçaient les humains du feu, celle-ci leur fait craindre l'eau. C'est sans aucun doute un progrès, car du feu nul ne s'en pouvait préserver, mais de l'eau nous avons les filtres qui, paraît-il, sont souverains.

J'en arriverai maintenant au seul essai de discussion qu'esquissa un de mes savants confrères :
« Votre théorie disait-il, ne repose que sur des hypothèses fort discutables et en complet désaccord avec ce que la science expérimentale démontre d'une façon péremptoire. »

Bien que j'aie la conviction d'avoir démontré combien les démonstrations de la bactériologie sont réellement indiscutables, parce quelles sont essentiellement le produit d'une erreur lourde d'interprétation, je ne fus pas surpris de l'appréciation confraternelle, j'avais devant moi un adversaire irréductible.

Je ne saurais cependant cacher l'étonnement profond que me causa la première partie de la phrase : « Votre théorie ne repose que sur des hypothèses ».

Il faut que le savant, partisan convaincu de la doctrine microbienne, ait son organisme envahi par la légion des microbes de l'inconséquence, pour oser tenir l'hypothèse en aussi médiocre considération, alors que la science qu'il propage repose d'un bout à l'autre sur ce procédé de démonstration. Alors que pour sauver l'hypothèse du début, autonocivité d'un microbe dont on ne connaît ni les origines, ni les fins, il est obligé d'avoir recours à une autre hypothèse, la contagion par le microbe, réprouvée hautement par l'ensemble des faits révélés par les épidémies.

Alors que pour donner un semblant de raison à cette deuxième hypothèse, il est obligé, dans les cas où l'on ne trouve pas le microbe et où l'affection n'en existe pas moins, d'en créer une troisième, le microbisme latent, plus insoutenable encore que les premières; alors que..., mais je m'arrête, car je n'en finirais plus, si je voulais parler des hypothèses de la sécrétion toxique du bacille, des hypothèses de la perte et de la reprise de virulence du microbe, etc., etc., productions imaginaires de cette parasitaire doctrine.

Venant de telle source, le reproche s'adressant à ma théorie, ne pouvait être que réjouissant. La seule hypothèse, en effet, que j'ai inscrite en tête de mon travail est celle d'un principe unique coexistant à l'état latent chez tous les êtres, générateur de toutes les maladies dites infectieuses, principe morbide élaboré par l'organisme soumis à certaines influences, et se manifestant différemment, suivant les différentes conditions physiologiques, climatériques, économiques, dans lesquelles cet organisme se trouve placé.

J'ai donc fait pour la science médicale, ce que toutes les sciences ont cherché elles aussi à faire, et cela pour leur plus grand progrès : j'ai ramené à l'unité. Et, grâce à cette donnée très simple, j'ai pu expliquer naturellement et sans avoir recours à d'autres hypothèses, les phénomènes que la doctrine microbienne était absolument incapable d'éclairer. C'est pour cette raison que les tribunes officielles se sont montrées obstinément hostiles ou silencieuses.

Mais après tout, que m'importe : la voix de la vérité pourrait être étouffée quelque temps encore, que l'idée semée n'en germerait pas moins. Elle apparaîtra plus vigoureuse, quand le terrain sera suffisamment préparé. Quand, débarrassé des ronces, des épines et des microbes, le champ scientifique ne se confondant plus avec le champ du microscope, aura repris ses horizons infinis.

Quand la raison humaine, rapetissée par le matérialisme, pourra, grâce à des données nouvelles, se réveiller et se reprendre, et affirmant de nouveau ses droits, ne se laissera plus subjuguer par le mirage trompeur des expériences et des sophismes.

Je ne me suis jamais caché, d'ailleurs, les difficultés de ma tâche. Dès l'abord, j'ai entrevu combien grand devait être l'effort, pour faire rentrer dans le néant les idoles que tout un peuple encense.

Et pourtant ce n'est pas sans effroi que je vais maintenant porter la main sur l'arche sainte et toucher aux vases sacrés. Ce sont mes anciennes croyances, illusions de prime science, que j'effeuille, que je sème au vent, et comme récolte, les sarcasmes des pontifes, gardiens intéressés du temple et des tables de la loi. Ils ont dit dans leur orgueil : La science expérimentale que nous venons de fonder en défiance de la raison, est assise sur d'immuables bases. Prétentieux, pour qui ne compte pas la séculaire expérience, la science comme le monde est en perpétuelle parturition ; la vérité d'aujourd'hui est bien souvent l'erreur du lendemain ; la gloire est chose éphémère, quand elle ne repose sur rien, et vite se trouvent flétries les fleurs éclatantes qui ornent le char

triomphal ; la roche Tarpéienne est près du Capi-
tole.

Et déjà maintenant et par la force des choses,
on voit que la bactériologie a quitté les sommets ;
les attaques dirigées contre elle s'affirment de
bien des côtés, s'accentuent. Elle commence à rou-
ler sur la pente et sa vitessse de chute s'accroîtra
chaque jour en vertu des lois. Bien des esprits
indépendants, blessés par l'incohérence de la doctrine classique, ont bien voulu m'encourager et
me prêter leur précieux concours, pour la propagation de mes idées. A ces savants, j'adresse avec
l'expression de ma reconnaissance un chaleureux
merci.

CHAPITRE PREMIER

DES INDICATIONS QUE FOURNIT AU POINT DE VUE DE L'ÉTIOLOGIE, L'HISTORIQUE DE LA FIÈVRE TYPHOÏDE.

Dans son paragraphe II, intitulé *des fièvres typhiques*, Monsieur le médecin inspecteur Kelsch
écrit ce qui suit : « Les trois fièvres continues
« de nos climats ont un air de famille qu'elles
« doivent à la similitude de leur caractéristique
« symptômatique, le Τυφος, et à la coïncidence ha-
« bituelle de leur règne endémique ou épidémi-
« que. Cette affinité clinique et étiologique a
« suffi à l'ancienne médecine pour en faire un
« groupe naturel, désigné dans les nomencla-
« tures sous les noms de fièvres pestilentielles ou

« typhiques. Suivant les idées de l'époque, elles
« représentaient non pas des maladies distinctes,
« mais les différents degrés d'une même fièvre,
« dont la peste bubonique était l'expression la plus
« grave ». « *Pestis vocatur quando in morbis su-*
« *premus malignitatis gradus adest.* »

« Pourtant, depuis Fracastor, on avait appris
« à distinguer de cette dernière la fièvre pestilen-
« tielle ou typhus. Le typhus reconnu, on ne tar-
« da pas à s'apercevoir qu'à côté de lui régnaient
« des processus fébriles, qui sans dépouiller les
« traits généraux qui le caractérisaient, sans
« cesser de lui appartenir dans le fond, s'en écar-
« taient cependant par une foule de détails dignes
« d'appeler l'attention : c'est l'étude de ces formes
« subordonnées, dont on ne pouvait fixer la carac-
« téristique, qui aboutit à une confusion complète
« dans cette partie de la pyrétologie. (Kelsch,
« *Traité des maladies épidémiques*, tome I, page
« 343). »

Le fait indiscutable qui ressort de cet exposé,
c'est que la peste fut au début seule observée ; que
depuis Fracastor, une autre maladie fut signalée
comme faisant toujours cortège à la peste, le typhus, que plus tard enfin, une troisième maladie
attira l'attention des observateurs, la fièvre typhoïde.

Ces découvertes successives de trois maladies
différentes, quant à leur appellation du moins, se
faisant à des siècles de distance, se sont-elles produites au moment même de l'apparition réelle des
nouveaux phénomènes morbides, ou sont-elles le

résultat d'une méthode d'observation supérieure,
ainsi que le prétendent les modernes, ayant permis de distinguer des maladies coexistant depuis
longtemps et étant passées inaperçues ?

Tel est, suivant moi, le problème à résoudre,
si l'on veut faire ressortir de l'historique les enseignements qu'il nous doit apporter.

Pour l'Ecole actuelle, la solution s'impose. Peste,
typhus, fièvre typhoïde, ont de tous temps coexis-
té, comportant les différences qui servaient à les
singulariser.

Elle n'appuie son affirmation que sur la mise
en suspicion purement gratuite de la clairvoyance
des anciens observateurs, lesquels ne savaient distinguer que la manifestation principale, dont les
allures de malignité remarquable leur masquaient
celles des manifestations moindres du typhus et
de la fièvre typhoïde.

Cependant, tout est proportionnel et, si la raison
qu'on invoque était suffisante, on ne comprendrait
pas pourquoi, de nos jours, les observateurs seraient devenus plus perspicaces, et auraient su
découvrir, au milieu des épidémies de scarlatine
et de rougeole, l'apparition des rubéoles ; pourquoi, dans les épidémies de variole, ils auraient pu
distinguer la varicelle, surtout que dans ces cas
le microscope ne paraît être qu'une arme fort
inutile.

On comprendrait bien moins encore, si les cas
de fièvre typhoïde eussent été aussi nombreux
que de nos jours, comment les observateurs anciens les eussent laissé passer inaperçus.

Les affirmations classiques ne sont donc en réalité qu'intéressées ; elles tendent à voiler la marche logique des phénomènes, pour supprimer les relations qui existent entre eux. Elles énoncent la spécificité de chacune de ces maladies, afin de pouvoir légitimer la spécificité de leurs microbes générateurs.

Et cependant cette hypothèse de la coexistence va encore à l'encontre de la doctrine, et pour échapper aux conséquences qu'ils entrevoient, les microbiens sont obligés d'admettre que cette coexistence, toujours des trois maladies, ne provient que d'une coïncidence habituelle.

Je ferai donc immédiatement remarquer que, malgré cette explication, la difficulté reste toujours pour eux la même, car, au point de vue de l'étymologie, coïncider signifie s'ajuster l'un sur l'autre, se confondre exactement. Or donc, si nous observons des phénomènes toujours coïncidant, se manifestant toujours dans les mêmes lieux, dans les mêmes moments et dans les mêmes occasions, nous sommes forcément obligés d'admettre que les causes qui ont engendré les premiers, sont aussi pour quelque chose dans la genèse des seconds, et que par suite une étroite relation doit exister entre eux.

La marche logique, suivie par ces manifestations morbides, conforme absolument à ce que nous révèle l'historique, est selon moi la suivante.

Avant Fracastor, c'est la peste seule qui paraît en cause. Il est de toute évidence, qu'à un certain moment, quelques cas de typhus, noyés dans la manifestation générale plus grave, devaient exister en même temps ; mais peu nombreux, moins éclatants, considérés simplement comme des formes atténuées de la maladie principale, il ne paraissait pas aux observateurs qu'ils dussent mériter une description spéciale.

Cependant, au fur et à mesure que les manifestations de la peste s'atténuent en nombre et en intensité, les cas de typhus qui les remplacent, apparaissent plus nettement ; ce sont eux qui occupent toute la scène clinique, l'observation s'y arrête. Fracastor et ses successeurs les étudient.

Plus tard, les manifestations du typhus s'atténuent elles aussi, et, par un mécanisme semblable à celui que nous venons de signaler, la fièvre typhoïde, considérée jusque-là comme quantité négligeable, appelle à son tour l'attention : elle est décrite.

Cette marche explique et légitime jusqu'à un certain point l'opinion de certains auteurs, qui voient dans la fièvre typhoïde, une maladie relativement moderne, remontant au plus à trois siècles.

Leur erreur consiste à ne pas voir cette filière naturelle, cette marche en dégradant que suivent depuis l'origine les phénomènes morbides, correspondant en une exacte proportionnalité à ce mouvement ascensionnel de l'homme vers le progrès.

Et de fait, ces décroissances successives coïncident avec des changements bien définis dans les conditions sociales où l'humanité évolue : maladies de pauvreté et de misère, elles disparaissent avec ces causes et la généralisation du bien-être.

D'autres raisons peuvent-elles être invoquées ? Peut-on, ainsi que l'indique Monsieur le médecin inspecteur Kelsch, rattacher ces atténuations morbides à une modification intime que subiraient les germes morbigènes à travers les âges ? Je ne le crois pas, pour plusieurs raisons. La meilleure c'est qu'il n'existe pas de germes morbigènes, dans le sens du moins que l'école leur attribue.

Pour moi, le mécanisme de toutes ces terribles pendémies qui désolaient l'antiquité et le moyen-âge, se trouve tout entier représenté par la combinaison des deux entités que j'ai déjà fait ressortir dans mes lois de morbidité, causes extérieures d'une part, causes intérieures d'autre part.

La démonstration mathématique de cette proposition me semble facile à faire, et je la placerai en regard des déductions que l'on peut tirer de la théorie microbienne à cet égard.

En effet, d'après la première loi, il existe deux entités génératrices de tous les phénomènes morbides. La première, cause cosmique ; la deuxième, que j'appellerai cause organique pour plus de simplicité (provenant de l'organisme), ces deux termes étant, par ce que j'ai exposé dans mon étude sur les entités morbides, suffisamment expliqués.

Ceci posé, les qualités de la première n'ayant pas sensiblement changé depuis l'époque où l'on observait la peste jusqu'à nos jours, il s'en suit qu'elles doivent exercer maintenant la même influence qu'autrefois.

Les qualités de la deuxième, par contre, ayant

subi des modifications dans un sens de plus en plus favorable, il s'en suit forcément que la résultante morbide de ces deux forces, dont l'une a diminué, doit être une force atténuée, comparée à la première.

Il s'en suit aussi que, plus les modifications dans les qualités de la deuxième entité se feront dans un sens favorable, et plus l'atténuation deviendra grande. C'est ce qui explique parfaitement cette trilogie descendante : peste, typhus, fièvre typhoïde.

Comme preuve de la justesse de ce premier raisonnement, je dirai : Les qualités de la première cause, éléments cosmiques, restant les mêmes qu'autrefois, qu'il y a dix ans, qu'hier, si les qualités de la deuxième redeviennent, sous l'influence des mêmes causes qui les avaient déterminées (pauvreté, misère, etc.), ce qu'elles étaient autrefois, les manifestations morbides doivent reprendre leurs premières formes.

C'est précisément ce que l'observation révèle. Inconnus pour ainsi dire dans les contrées où le bien-être règne, typhus et peste se font remarquer encore dans les régions de l'Europe, dans les pays d'Orient où les conditions de vie sont restées semblables à celles du moyen-âge. Inconnus aussi dans telles villes fortifiées, riches et prospères pendant la paix, elles y éclatent pendant la guerre, lorsque les habitants et les soldats, minés par les fatigues physiques, les privations et les angoisses morales, réalisent les conditions qui les faisaient naître autrefois. L'explication que je donne est donc absolument conforme aux faits et aux observations données par les anciens.

Avec la théorie microbienne, dont la propriété fondamentale me paraît être de rendre obscurs les faits naturellement très simples, nous nous trouvons en présence de trois microbes spéciaux et essentiellement différents : celui de la peste, celui du typhus, et celui de la fièvre typhoïde, dont la virulence s'en va décroissant du premier au troisième.

De plus, les deux premiers ayant pour ainsi dire cessé de se manifester, et le troisième, l'inférieur, régnant dans les lieux, places et conditions qu'occupaient autrefois les premiers, on est tenté d'admettre que ces rétrocessions se rattachent à certaines modifications intimes que subiraient les germes morbigènes à travers les âges.

Le seul examen de cette proposition en démontre immédiatement la faiblesse ; car on serait de suite en droit de se demander pourquoi cette cause générale aurait agi sur les germes de la peste et du typhus, et non pas sur ceux de la fièvre typhoïde contemporaine, au dire des microbiens de ces deux états pathologiques.

De plus, avec cette hypothèse de l'influence bienfaisante des âges sur le microbe, il s'en suivrait forcément que tous les germes de même nature au moins auraient dû en bénéficier, et non pas quelques-uns d'entre eux seulement. Il s'en suivrait par conséquent qu'on ne devrait plus voir à notre époque ces germes, modifiés intimement, reprendre leur virulence sous l'influence des mêmes causes qui, dans l'antiquité, leur permettaient de se manifester.

Or, puisque, dans ces conditions, ils se manifestent de nos jours encore, c'est qu'ils n'ont subi aucune modification.

Je dis maintenant que les causes logiques qui produisaient les grandes endémies dont nous parlons ne pouvaient avoir aucune influence sur le germe morbigène, tel que le conçoit la théorie classique.

Car, étant donné que les causes admises sont la misère, la pauvreté, il s'ensuit que ces états d'ordre purement immatériel ne peuvent avoir l'ombre d'une influence sur le microbe, élément matériel existant en dehors d'eux. Car, étant donné aussi que les soi-disants microbes morbigènes vivent en dehors de l'organisme, il s'ensuit que la déchéance physique, la fatigue, le surmenage, ne peuvent avoir non plus d'influence sur leur genèse à eux, ni sur leur virulence propre.

Il en résulte alors que les microbes sont en réalité ce que l'on a fait d'eux, des entités matérielles portant en elles la raison de leur être et de leur virulence, chose monstrueuse ; car, n'étant influencés par aucune des conditions au milieu desquelles ils apparaissent et qui leur sont nécessaires, puisque sans elles ils ne se manifestent pas, je me demande quel peut être le génie mystérieux, auteur de ces entités malfaisantes ; et je ne trouve ici encore, comme réponse, que l'épidémique génie des anciens.

Il faut donc quitter le microbe, si l'on veut revoir

la lumière, si l'on veut retrouver le fil conducteur qui, des épouvantes des âges passés, nous mènera sans arrêt vers les espérances de l'avenir.

Il faut, puisqu'il y a relation entre ces conditions sociales et humaines et ces manifestations morbides, chercher en l'homme lui-même, qui profite ou pâtit des variations de ces conditions, la cause rationnelle de leur apparition. Et alors nous serons en droit de dire : Puisque, de ces trois termes : peste, typhus, fièvre typhoïde, le dernier seul subsiste et a remplacé les deux autres, c'est qu'il représente la manifestation morbide adéquate aux conditions de vie actuelles des peuples civilisés ; et, comme les premières, il devra s'atténuer et disparaître, au fur et à mesure que le bien-être et les commodités de la vie prendront une plus large place. D'ailleurs, cette manière de voir déjà se vérifie, car en réalité la fièvre typhoïde suit une marche graduellement décroissante. J'ai dit graduellement, car la diminution réelle est loin de correspondre à celle que nous indique, dans un but intéressé, l'école microbienne.

Je ferai ressortir, dans le courant de cet ouvrage, les procédés inquisitoriaux que l'on fit subir à cette pauvre statistique pour lui faire avouer ce qu'on voulait. La plus dure épreuve qu'elle eut à subir fut celle de l'eau ; je crains bien que, dans la suite, la pauvre dame n'en meure, et les bactériologues aussi.

En attendant, je me résumerai en disant que la peste, le typhus, la fièvre typhoïde, ne sont ni des entités, ni des identités, mais bien des manifesta-

tions d'un même principe morbide infectieuxsol-
licité par certaines causes et se manifestant différemment, suivant les différentes modifications
survenant dans ces causes, et suivant aussi les
degrés divers d'impressionnabilité des individus.
Qu'étant donné le mode et la succession de leur
apparition, on est obligé d'admettre que les unes
descendent des autres, et que la dernière n'est que
le reliquat atténué des premières.

L'opinion des anciens, Fracastor, Cullen, etc.,
basée sur la coïncidence toujours du typhus et de
la fièvre typhoïde, et qui les confondaient, était
donc beaucoup plus légitime que celle des modernes, qui les séparent.

Cette confusion, d'ailleurs, ne provenait nullement de l'ignorance des symptômes : les quelques
différences existant entre les deux maladies
étaient depuis longtemps connues, puisque, dès le
XVIIe sièle, Spiegel, en Italie, signalait déjà la
lésion intestinale ; Willis en 1659, Huschanm au
XVIIIe siècle, et plus tard Serres, Broussais, Bretonneau et Louis, connaissaient et décrivaient, ce
dernier du moins, l'anatomie pathologique de la
lésion principale.

La distinction artificielle commence en 1836 avec
Lombard, de Genève, Gerhard, de Philadelphie
(1837), Steward (1840) (*Traité de Médecine* publié
sous la direction de Charcot, tome I), et est établie,
microscopiquement de nos jours par l'école microbienne, qui, en dehors de son microbe, tire ses
arguments cliniques des différences suivantes,
relevées entre les deux maladies :

1º Au point de vue de l'éruption.

Celle du typhus est considérable, celle de la fièvre typhoïde minime.

2º Au point de vue de la lésion.

Celle de la fièvre typhoïde se trouve dans les plaques de Peyer.

Cette lésion se remarque rarement dans le typhus.

3º Au point de vue des agents thérapeutiques.

L'écorce de quinquina exerce une influence bienfaisante sur la fièvre typhoïde, et nulle sur le typhus.

Ce qu'il y a de plus merveilleux, c'est qu'après avoir, sur des distinctions aussi subtiles, affirmé l'indépendance absolue de ces deux affections réunies toujours dans les mêmes explosions morbides, l'école actuelle manifeste une hilarité grande en présence des enseignements de l'école des pyrétologistes qui, dit-elle, par son système de divisions sans nombre, était arrivée à morceler toutes les fièvres et avait abouti à un chaos inextricable.

C'est toujours l'histoire de la poutre et de la paille. Comme procédés de morcellement et comme chaos, la science microbienne tient incontestablement le record.

Je viens de dire que ses distinctions étaient subtiles, et, en effet, elles portent d'abord sur la différence d'intensité de l'éruption. J'ai démontré, dans un travail précédent, la contingence de ce caractère et faire ressortir combien il était imprudent d'établir une classification quelconque sur un terrain aussi mouvant.

L'éruption,ici comme partout où elle se présente, n'est absolument que la manifestation du principe infectieux formé dans l'organisme, agissant sur le système nerveux. L'existence de ce phénomène apporte toujours à la lésion locale un certain degré d'atténuation, à tel point que l'on pourrait légitimement énoncer la proposition suivante : L'intensité de la lésion locale est inversement proportionnelle à l'intensité de l'éruption.

J'ai démontré la justesse de cette proposition par la discussion des phénomènes observés dans une épidémie de diphtérie et de scarlatine (pages 161, 162 et 163 des *Etudes sur les entités morbides*), et les conclusions que j'en ai tirées s'appliquent de tous points ici. Car il est de toute évidence que, dans une quelconque de ces manifestations simultanées de typhus et de fièvre typhoïde, on a vu et on pourra rencontrer encore des cas où l'éruption propre au typhus s'accompagnera de lésions dans les plaques de Peyer, et où l'on conclura alors à la coexistence chez un même individu des deux maladies.

J'ai démontré, dans la même discussion, l'impossibilité absolue de cette hypothèse ; je n'y reviendrai donc pas. Les deux objections me semblent résolues par le raisonnement.

Elles le sont encore par les faits ; car, de ce qu'une lésion s'observe ici et ne se remarque pas là toujours, on ne se trouve nullement autorisé à conclure que les deux formes morbides ne reconnaissent pas pour origine un auteur commun, surtout quand on admet qu'une plaque muqueuse reconnaît la même origine qu'une gomme, qu'une nécrose, qu'une éruption cutanée.

Il faut vouloir énergiquement fermer les yeux à l'évidence pour s'obstiner à ne pas lire dans ce livre ouvert qu'est depuis longtemps déjà la syphilis dont le mécanisme, expression d'une loi générale, doit en tant que loi générale se reproduire dans toutes les manifestations morbides.

Et d'ailleurs, comme est simple cette donnée, et combien son éclatante lumière éclaire d'un jour brillant les origines de tous ces phénomènes mystérieux jusqu'ici, et met en évidence les divers chaînons qui les réunissent !

Comme expression de l'état constitutionnel syphilitique, qu'avons-nous ? 1° des accidents primaires, 2° des accidents secondaires sur les muqueuses, la peau et les glandes, 3° des accidents tertiaires sur les séreuses, dans les organes, gommes par exemple. Comme expression de l'état constitutionnel rhumatismal, nous avons :

Des accidents primaires : *oreillons, rougeole, scarlatine.*

Des accidents secondaires : *pneumonie, diphtérie, variole, fièvre typhoïde.*

Des accidents tertiaires : *tuberculose et cancer.*

Ainsi se trouvent expliquées bien des choses. Alors s'éclairent les origines inconnues.

Je vais tirer de cet ordre d'idées la réfutation de la troisième objection.

Le quinquina n'a pas d'action sur le typhus, tandis qu'il exerce sur la fièvre typhoïde une influence bienfaisante.

Eh bien mais, et le mercure, qui exerce une action si manifeste sur la syphilis secondaire, possède-t-il les mêmes propriétés vis-à-vis de la syphilis tertiaire ? Et, en sens inverse, l'iodure de potassium agit-il de la même manière sur les accidents tertiaires et sur les secondaires ?

Les preuves accumulées pour différencier des affections qu'avaient réunies les anciens, n'ont donc aucune valeur ; et, appuyé sur ce que nous enseigne l'historique, je formulerai ainsi mon hypothèse.

La fièvre typhoïde n'est pas une entité morbide, mais simplement une des manifestations muqueuses de l'état constitutionnel rhumatismal, en un mot, un des accidents secondaires de cet état.

Le bacille d'Eberth n'est absolument pour rien dans sa production.

ÉTIOLOGIE

Pour l'école microbienne, qui représente aujourd'hui la seule autorité scientifique, l'étiologie de la fièvre typhoïde n'est pas douteuse : c'est encore un microbe spécifique, une entité nouvelle, la mille et unième, qui en est l'auteur indiscutable.

Je ne m'arrêterai donc pas à exposer les théories de Stich, de Panum, de Murchison, de Peter, qui, lui du moins, a touché du doigt la vérité. Je m'appliquerai simplement à démontrer, que, contrairement à ce qui est admis, le bacille d'Eberth n'est pas spécifique ; que les expériences sur les-

quelles on a appuyé cette hypothèse ne prouvent
absolument rien dans ce sens ; que l'observation
des épidémies de fièvre typhoïde prouve que son
origine se trouve toute entière dans la réunion
des deux entités que nous avons indiquées.

Les faits sur lesquels se base l'école microbienne
pour légitimer ses conclusions sont les suivants :

Dans presque tous les cas de fièvre typhoïde, on
retrouve en l'économie le bacille d'Eberth. On fait
un bruit énorme autour de cette constatation qui,
en résumé, ne prouve rien ; car, d'après ce que j'ai
démontré pour les affections telles que le croup,
si le microbe d'Eberth n'est, lui aussi, qu'un des
microbes ordinaires de l'économie, qui ne prend
et sa virulence et sa forme qu'au contact de la lésion et par le fait du milieu dans lequel il vit, il
sera quasi obligatoire, une fois la maladie établie
et suffisamment avancée, de le retrouver dans les
différentes parties de l'organisme, la circulation
l'y ayant forcément transporté.

Nous avons, pour appuyer notre manière de
voir, les très intéressantes expériences et observations de MM. Roux et Rodet. Ces éminents savants ont signalé des cas de dothiénentérie où ils
n'avaient pu trouver le bacille spécifique, mais
simplement un des microbes ordinaires de l'économie, le bacillus coli communis.

De plus, les mêmes auteurs ont publié qu'ils
avaient réussi, par des artifices de culture, à passer de l'un à l'autre bacille. Ces affirmations semblent d'autant plus exactes, que des quantités de
microbes qui ne ressemblent en rien au spécifique

sont retirés des mêmes endroits que lui, de la rate
par exemple ; et je ne m'avance nullement en affirmant que, pris les uns et les autres dans les
mêmes milieux, puis cultivés dans du bouillon, les
deux microbes essentiellement différents produi-
raient, s'ils étaient injectés, des lésions absolument
identiques ; nous le démontrerons tout à l'heure.

Enfin, pour affirmer cette transformation des
microbes suivant les milieux, je rappellerai que
les expériences bactériologiques démontrent
qu'au fur et à mesure des changements sur-
survenus dans la fermentation du bouillon,
le bacille dit spécifique change lui-même de formes
et de propriétés, tellement que, n'était l'origine de
la culture, on affirmerait qu'elle est étrangère au
vrai bacille d'Eberth. (page 733, tome 1, *Traité de
Médecine.*)

Mais ce n'est pas tout : certaines fermentations
donnent naissance elles aussi au bacille spécifique,
puisqu'on le retrouve dans le lait aigri.

Il est bien entendu que les propriétés de ce dernier ne sont pas celles de son similaire, trouvé dans les autres fermentations organiques.
Mais cette différence ne prouve pas le moins du
monde, quoi qu'en disent les microbiens, que ces
deux bacilles, semblables par la forme mais différents par les propriétés, ne soient pas de même
origine, de même nature, et que les propriétés différentes qu'ils manifestent ne résultent pas simplement des différents milieux dans lesquels ils ont
vécu.

Les exemples abondent, dans la nature, de

l'influence du milieu sur les propriétés qu'il donne à un même individu. Et personne ne soutiendra que l'écorce du grenadier vivant en France, et qui ne produit rien ou presque rien sur le tœnia, n'est pas de l'écorce de grenadier, parce que celle du Tonkin, par exemple, exerce sur ce parasite une influence aussi active qu'immédiate.

Nous arrivons donc pour la fièvre typhoïde comme pour le croup, comme pour la pneumonie, à des conclusions semblables en ce qui concerne leurs microbes dits spécifiques ; ceux-ci ne sont que des éléments figurés habitant ordinairement l'organisme ou venus du dehors sans propriétés nocives, et qui, au contact de la lésion infectieuse, ont proliféré et changé de formes aussi bien que de propriétés.

Les expériences de MM. Roux et Rodet, que je viens de signaler, ont rallié à la doctrine du transformisme nombre de partisans.

Il est vrai que d'autres bactériologues éminents ont proclamé, à la suite d'autres essais, la distinction du bacillus coli communis et du bacille d'Eberth, basée non pas sur des différences de formes qui n'existent pas, mais sur ce fait que l'un donne la réaction de l'indol, tandis que l'autre ne la donne pas. Il est bien entendu que l'école microbienne s'est empressée de saisir cette planche de salut, sans remarquer que les expériences en question ne légitimaient en rien la distinction des deux microbes. Pour la bonne raison que le premier, pris dans l'intestin d'un individu sain, pouvait très bien ne pas avoir, vis-à-vis de l'agent chimique, les mêmes réactions que le deuxième, pris dans un foyer morbide.

Mais je dis plus : c'est qu'en admettant même que les deux éléments aient été pris dans les mêmes milieux, et que leurs réactions vis-à-vis de l'indol fussent restées les mêmes que précédemment, la distinction établie entre eux de ce fait, n'eût pas été plus légitime en présence de cette affirmation de MM. Roux et Rodet que par des artifices de culture l'on peut passer de l'un à l'autre; car, il est bien évident que les propriétés chimiques du bacillus coli, terme inférieur, peuvent parfaitement ne pas être les mêmes que celles du bacille d'Eberth, son terme supérieur. Les deux microbes peuvent donc, quoi qu'en disent les microbiens, procéder l'un de l'autre ; et mon affirmation que le milieu fait le microbe, reste absolument intacte.

Jusqu'ici, par conséquent, la spécificité du bacille d'Eberth reste à l'état d'une hypothèse bien hasardée.

Nous allons maintenant examiner si les nombreuses expériences faites sur les animaux pour faire ressortir cette spécificité, ne vont pas à l'encontre des conclusions qu'en ont tirées leurs auteurs.

PARTIE EXPÉRIMENTALE

Nous diviserons, comme dans le *Traité de Médecine* publié sous la direction de Charcot, ces expériences en deux catégories, correspondant à deux périodes. La première, antérieure à l'intervention du bacille ; et la deuxième, postérieure.

Dans la première, on ne constate rien d'appréciable ; en 1867, Murchison, Klein, faisaient manger à des porcs et à des animaux domestiques des déjections de typhiques, et n'obtenaient aucun résultat.

Des singes, soumis préalablement à l'huile de croton, nourris de déjections typhiques, ne présentaient aucun symptôme de la maladie.

Birsch-Hirschfeld, procédant de même, avaient il est vrai, obtenu quelques résultats ; mais ils étaient contredits par ceux de Bard, qui, inoculant chez l'homme et chez les animaux du sang pris sur des typhiques, n'obtenait rien ; contredits aussi par ceux de Klebs de Chomjakoff (*Traité de Médecine*, tome I, page 703).

Dans cette première période, tout est donc négatif, ou à peu près.

Dans la deuxième, les expériences se font avec des bouillons de culture.

Frankel et Simmonds, injectant des bouillons à des cobayes, obtiennent chez ceux-ci une coloration rouge de la rate, avec hypertrophie des ganglions mésentériques. Ces expériences, confirmées par Michel Fodor, de Seltz, sont contredites par les résultats négatifs auxquels arrivent Gafky, Sirotinin, Beunser et Peiper. Pour liquider cette contradiction qui n'a rien de suprenant, puisque les résultats des expériences varient suivant l'âge du bouillon, suivant le plus ou moins de virulence du milieu où l'on a pris le bacille, etc., etc., MM,

Vidal et Chantemesse ont repris les expériences (*Traité de Médecine,* tome I, page 705).

Une première fois, trente souris blanches furent injectées dans le péritoine : dix-sept moururent.

Douze autres souris blanches furent ensuite inoculées dans le tissu cellulaire de la région lombaire : dix succombèrent.

Ce fut le tour ensuite de douze lapins ; un seul mourut. Cependant, un de ces animaux, pris de diarrhée et de fièvre peu après son inoculation, et qui présentait encore les mêmes symptômes au quatorzième jour, fut sacrifié. Les résultats de l'autopsie furent les suivants :

L'intestin grêle était couvert de plaques de Peyer tuméfiées ; dans la partie supérieure de l'intestin grêle, se voyaient quelques ulcérations d'une étendue assez considérable ; elles étaient recouvertes de caillots sanguins. Les ganglions mésentériques, les plaques de Peyer, le foie, la rate ensemencés, donnaient des cultures du bacille d'Eberth.

Voici les conclusions posées par les microbiens à la suite de ces expériences :

Bien entendu, d'abord, 1° que le bacille d'Eberth est spécifique ;

2° Que les substances élaborées par le bacille typhique dans ces milieux de culture artificielles, sont toxiques pour les animaux ;

3° Que le bacille typhique doué d'une certaine virulence, inoculé à l'état de pureté, est capable de vivre et de se multiplier dans le corps de quelques animaux, qu'il produit donc une véritable infection.

La preuve de cette infection, ajoute l'auteur, découle nettement de nos expériences. (*Traité de Médecine*, tome I, page 706.

Argumentation. — Je ferai de suite ressortir l'espèce d'antinomie qui existe entre les deux sortes d'expériences : celle de la première et celle de la deuxième période, bien qu'elles soient faites les unes et les autres en se servant du même bacille.

Dans les premières, nous avons vu qu'en soumettant les animaux et même l'homme à des injections d'éléments provenant de typhiques, en faisant ingérer à des singes des déjections où se trouvaient en masse des bacilles spécifiques, les résultats étaient absolument nuls.

Dans les deuxièmes, faites avec des bouillons, on aboutit mieux, c'est d'ailleurs ce que nous avons vu pour le bacille de Lœffler. Et, dans mes études sur les entités morbides, j'ai démontré que ces résultats différents, obtenus en se servant d'un même bacille, ne se pouvaient expliquer que d'une façon. Je la rappelle ici : Pris dans le milieu de fermentation organique que crée la lésion, le bacille détermine dans le bouillon où on le cultive une fermentation organique similaire, dont les produits sont des principes toxiques, et ce sont ces principes toxiques, dus non pas aux microbes, mais à la fermentation du bouillon, qui, injectés dans l'économie, y déterminent les phénomènes morbides que nous venons de relater. Les dernières expériences de MM. Vidal et Bezanson confirment absolument ma manière de voir et démontrent ce que vaut exactement cette amusante hypothèse des toxines. Ces éminents savants ont découvert que le dangereux streptocoque qui, lui aussi, sécrétait des poisons violents, existe chez des individus très sains dans les profondeurs de l'amygdale, sans y déterminer la moindre inflammation.

Si, malgré tout, ma manière de voir n'était pas admise par les bactériologues, je leur demanderais aussitôt de vouloir bien me faire comprendre pour quelle cause ces bacilles, qui sécrètent énormément de toxines, lorsqu'on les injecte avec du bouillon, n'en sccrétent plus du tout, lorsqu'ainsi que, dans les premières expériences, on les met en contact soit avec le torrent sanguin directement, soit avec des lésions intestinales provoquées par des agents médicamenteux; l'explication serait évidemment laborieuse.

Et maintenant, je vais démontrer que ces mêmes expériences enlèvent au bacille tout caractère de spécificité.

En effet, les symptômes présentés par tous les animaux inoculés, chez lesquels l'opération a réussi, ont été les suivants : fièvre, amaigrissement, diarrhée, tuméfaction des ganglions et congestion des viscères, foie, rate, rein, etc., etc. Or, si nous comparons ces lésions à celles qui nous ont été signalées aux pages 172 et 177 du même traité de médecine, tome III, comme provenant des bouillons de culture de streptocoques d'une part et de bacilles de Lœffler d'autre part, nous sommes obligés de constater qu'elles sont absolument les mêmes. Nous les reproduisons ici encore.

Au point d'inoculation, on constate une tuméfaction des ganglions de la région, puis survient la flèvre, enfin une diarrhée abondante et la congestion des viscères.

D'ailleurs, et pour compléter notre démonstration, nous rappellerons les résultats consignés à la page 190 du tome III et obtenus par des injections de bouillons de culture du bacille de Lœffler.

Les lésions de l'intestin sont les suivantes : l'épithelium et les glandes en tubes sont normaux, mais la muqueuse est infiltrée de cellules embryonnaires, surtout au voisinage des plaques de Peyer. Celles-ci, ainsi que les follicules clos, sont tuméfiées et hypertrophiées.

En présence de ces lésions de l'intestin dues à la diphtérie, occasionnée par les injections des cultures de bacilles de Lœffler, la tuméfaction des plaques de Peyer occasionnée par les cultures de bacilles d'Eberth, ne signifie plus rien du tout. Elles démontrent au contraire que les unes comme les autres donnent des résultats identiques, et qu'en réalité cette spécificité, attribuée à ce malheureux bacille d'Eberth et à ce non moins malheureux bacille de Lœffler, est essentiellement fausse et illusoire. Cette spécificité disparaît de plus en plus, si l'on considère que les injections de pneumocoques ou de streptocoques donnent des résultats absolument semblables à ceux que nous venons d'exposer.

En résumé, le résultat le plus clair de tout ce fatras expérimental est, pour les bactériologues, d'être parvenus à faire vivre le bacille d'Eberth, chez des animaux qui dans aucune circonstance naturelle ne le peuvent contracter. C'est ce que ces éminents savants appellent des résultats pratiques. Pour nous, nous formulerons ainsi les conclusions qui nous sont imposées par les expériences elles-mêmes.

Les soi-disant toxines, sécrétées par le bacille d'Eberth, ne sont en réalité que les produits toxiques dus aux fermentations organiques des bouillons.

Le bacille d'Eberth, se manifestant de la même manière que le bacille de Lœffler, que le pneumocoque, que le streptocoque, n'est pas le moins du monde spécifique.

Et alors, de ces conclusions premières, découleront toute une série de conséquences confirmées par l'observation attentive des phénomènes.

Le microbe d'Eberth, pas plus que les autres microbes dits spécifiques, ne présentant en réalité aucun caractère de spécificité, la contagion par cet élément n'apparaît plus avec ce caractère absolu que lui ont donné les microbiens ; loin de là, elle disparaît.

Eh, certes, je ne veux pas dire que la contagion n'existe pas ; mais son mécanisme est loin d'être celui qu'on nous a présenté. J'en parlerai plus tard dans un chapitre spécial, qui trouvera sa place à la suite des observations.

Pour le moment, je me contenterai de faire ressortir que cette hypothèse est inutile pour expliquer le processus épidémique ; qu'elle n'aboutit qu'à une confusion inextricable ; que l'observation ainsi que les expériences la contredisent ; qu'enfin

la question de milieu surtout doit jouer ici encore
le rôle absolument principal.

Pour démontrer ces différentes propositions, je
rappellerai d'abord que les époques d'apparition
des épidémies sont pour ainsi dire fixes, et qu'on
ne peut songer à nier que les saisons exercent sur
la forme des maladies une influence appréciable.

C'est ainsi qu'en décembre 1895, par une température très froide, je me trouve en présence d'une
épidémie de diphtérie, d'angines infectieuses. C'est
en masse que le fléau frappe. Les cas se succèdent
rapides, sans ordre, venant des chambres les
plus éloignées, respectant parfois celles placées
au milieu des autres qui sont atteintes. C'est le
microbe, dit-on, c'est la contagion ; et cependant
qui dit contagion, semblerait dire contiguïté et
continuité dans les atteintes.

D'un autre côté, au milieu de cette manifestation du bacille de Lœffler, voilà que subitement et
coïncidant avec un abaissement de température
considérable — 22°, une épidémie de pneumonie
infectieuse vient se greffer sur la première, qui
semble s'atténuer ; et toutes deux disparaissent,
dès que la température se radoucit.

D'où provenait-il ce nouveau bacille, c e pneumocoque, spécifique d'une transformation de celui
de Lœffler ? Mais la théorie s'y oppose.

Est-ce le froid qui l'avait fait naître ? Mais les
expériences démontrent qu'il ne vit pas dans les
températures inférieures.

D'où vient-il donc ? Mystère, toujours mystère.

Et puis, enfin, comment en conservant cette

hypothèse de la contagion toujours, de la contagion, malgré tout, comment peut-on parvenir à expliquer la cessation des épidémies ? Ici se dresse au devant des bactériologues une difficulté insurmontable, dont jusqu'à présent ils n'ont pas paru se soucier ; car, si le microbe est contagieux, s'il est transportable, s'il possède réellement tous les véhicules que ses partisans ont mis à sa disposition : les vents, les chemins de fer, l'eau, la poste, les bateaux, etc. etc., il devient de plus en plus évident que la théorie microbienne, qui ignore absolument d'où provient son microbe, doit ignorer bien plus encore comment il peut finir, une fois que quelque part il a fait son apparition.

Etant donné que toutes les localités où les épidémies éclatent le plus fréquemment sont dotées de ces modes de transport, le microbe, une fois né, devrait fatalement faire, lui aussi, son tour du monde. Pourquoi pas en quatre vingts jours ? et alors, que de désolations sur la terre, que de victimes !

Toutes ces difficultés sont très facilement résolues, très lumineusement expliquées, lorsqu'on tient compte du milieu et des diverses impressionnabilités. Le mécanisme épidémique apparaît alors très simple, ainsi que je l'ai fait remarquer déjà.

Voilà des individus vivant dans un même milieu, soumis aux mêmes ambiances nocives. Tous ceux chez lesquels l'impressionnabilité est la plus grande, sont frappés en masse.

Les nuisances extérieures se continuant, d'au-

tres êtres dont l'impressionnabilité était moindre,
sont frappés ensuite. Les cas se répartissent au
hasard, ils peuvent venir des endroits les plus
éloignés comme des plus voisins. Et maintenant
que, dans cette masse d'atteintes, quelques-unes
soient dues à la contagion, je le concède, et je
l'expliquerai. Mais ce mécanisme que je viens
d'exposer, et qui correspond à ce que l'observation
nous révèle, indique combien ces cas de contagion
doivent être rares.

Quant à la cessation de l'épidémie, elle se produit
très simplement, quand les conditions du milieu
redeviennent normales, ou dans certains cas particuliers, lorsqu'en même temps viennent à cesser
les causes provenant de l'homme, le surmenage,
la fatigue, par exemple.

En face de cette théorie, je vais relater les observations que l'école s'est complue à mettre en
lumière, pour démontrer non pas seulement que
la contagion est possible, mais bien qu'elle est
l'étiologie principale dans toute manifestation épidémique.

OBSERVATIONS

Gielt, cité par le professeur Bouchard, raconte
qu'un homme ayant contracté à Ulm le germe du
typhus abdominal, retourne dans son village, où
la maladie ne s'était pas montrée depuis de longues années. L'affection se développe chez lui et
parcourt ses périodes. Les déjections du patient

sont jetées sur le fumier. Au bout de quelques semaines cinq hommes sont employés à enlever le fumier. Sur les cinq, quatre sont atteints de fièvre typhoïde ; le cinquième présente un catarrhe intestinal avec tuméfaction de la rate. Les déjections de ces nouveaux malades sont enfouies sous un autre fumier, qui n'est enlevé qu'après neuf mois. Deux hommes ont été employés à ce travail, l'un d'eux contracte la fièvre typhoïde et meurt. (*Traité de Médecine*, tome I, page 118).

A la première lecture de cette observation et sous l'influence encore du frisson, de l'effroi qu'elle m'avait causée, mon opinion était faite. Le microbe était réellement bien dangereux, et la contagion bien certaine. Cependant, lorsque je me fus bien assuré que ces faits épouvantables, terrifiants, s'étaient passés loin de France, dans un trou inconnu du Wurtemberg, je sentis revenir mes sens, et petit à petit, les unes après les autres, m'apparurent les invraisemblances dont fourmillait l'observation, ainsi que les trucs employés pour faire ressortir la thèse bactériologique. J'ai dit les trucs, et je maintiens le mot, car il n'est pas trop fort. L'observation qui va suivre le démontrera mathématiquement.

Ici, nous trouvons en tête cette affirmation gratuite, absolument indémontrable, même avec les rayons Rœntgen : un homme ayant contracté à Ulm le germe du typhus abdominal, dit le professeur Bouchard. Qu'en sait-il ? Et les malades d'Ulm où avaient-ils contracté le germe de leur typhus ?

Comme si les causes extérieures qui avaient

déterminé l'apparition de la fièvre typhoïde à Ulm, ne pouvaient pas exister dans le village en question, et y provoquer les mêmes manifestations.

Il est de toute évidence que les bactériologues ne peuvent admettre cette étiologie. Il faut bien qu'ils placent leur microbe, et alors ils dénaturent, ils forcent, ils torturent les faits de toutes façons et en tous sens, pour arriver à leur fin. Toutes les phrases portent. La maladie, disent les microbiens, ne s'était pas montrée en ce village depuis de longues années ; on attendait le microbe d'Ulm. Mais c'est heureusement ainsi qu'apparaissent les épidémies, surtout dans les petites campagnes, et nous en connaissons tous qui se sont manifestées dans des bourgs, des villages, des hameaux, depuis de longues années indemnes et sans qu'aucun bacille d'exportation puisse être incriminé.

Cet exorde par insinuation terminé, le souci des bactériologues se concentre immédiatement sur les déjection de ce typhique. Les selles sont jetées sur un fumier. Cinq semaines après, celui-ci est enlevé par cinq hommes ; quatre de ceux-ci sont atteints. Il serait utile de savoir, avant d'accorder la moindre valeur à ces faits lamentables, si, en même temps que l'individu venu d'Ulm, d'autres habitants n'avaient pas été frappés. Si, dans l'intervalle de ces cinq semaines, d'autres individus qui eux n'auraient pas touché de fumier n'avaient pas été malades également ; très utile de savoir aussi combien de temps après l'opération, chacun des individus a été atteint. L'ob-

servation classique reste muette sur ces points.
Mais voici plus fort : Les déjections de ces nouveaux malades sont enfouies sous un autre fumier,
toutes sur un seul ; ce qui implique que ces malheureux habitaient la même maison. Neuf mois
après, deux hommes seulement, cette fois, sont
employés à ce travail, les premiers ayant sans aucun doute refusé de se livrer de nouveau à une
besogne aussi éminemment dangereuse ; l'un
d'eux contracte la fièvre typhoïde et meurt.

Lorsqu'on pense que, dans la plupart de tous les
villages de France, il est d'habitude constante de
jeter les déjections sur les fumiers et de continuer cette manière de faire, durant même les épidémies de dothiénentérie, sans que pour cela elles
réapparaissent, lorsqu'on enlève lesdits fumiers,
la lecture de l'observation qui précède nous laisse évidemment rêveurs. Le rêve se change en
cauchemar, lorsqu'on s'avise de comparer ces
conclusions de la bactériologie avec ce qu'elle
nous enseigne, d'après ses expériences ; car alors
on ne comprend plus du tout. La foi seule peut
nous sauver.

Les recherches d'Uffelmann ont démontré, en
effet, que, dans les milieux qui contiennent une
grande quantité d'urine subissant la transformation ammoniacale, la durée de la vitalité du bacille d'Eberth n'est pas de quatre mois. Les expériences de Karlinsky, d'autre part, ont fait ressortir que les bacilles ne pouvaient se maintenir plus
de trois mois dans les déjections typhiques.

Que signifie alors l'observation ci-dessus, dans

laquelle on nous dit que ces selles typhiques se trouvant depuis neuf mois dans un milieu ammoniacal absolument défavorable, avaient conservé néanmoins leurs propriétés contagieuses ?

C'est le grand procédé des bactériologues. Les expériences sont pour eux concluantes, quand elles démontrent ce qu'ils désirent. Ils n'en tiennent plus aucun compte, lorsqu'elles vont à l'encontre de leurs théories.

Dans le cas particulier, il est donc de toute évidence, si l'on s'en rapporte aux expériences bactériologiques, que la contagion, si elle a eu lieu, n'a pu avoir pour cause le bacille d'Eberth. On va me dire que les faits sont là, plus convaincants que les expériences.

C'est ce que je soutiens, mais, dans l'espèce les microbiens ne sont pas autorisés à prendre cette échappatoire. Il faudrait, pour qu'ils le pussent faire, que leur prémisse, le microbe spécifique, soit démontré existant avec les propriétés qu'ils lui confèrent. Il faudrait qu'il n'existât pas d'autres hypothèses, qui, elles, expliquent sans aucune espèce de contradiction les divers faits d'observation, à opposer à leurs expériences essentiellement contradictoires ; sans quoi nous restons en plein cercle vicieux, et nous nous trouvons en présence d'une élasticité telle dans le raisonnement, que celui-ci n'existe plus.

Il faut donc chercher autre chose, pour expliquer la contagion dans les cas peu nombreux où elle se produit ; et cette autre chose, je la trouverai dans un ordre de phénomènes purement physiques. Je

m'expliquerai plus complètement quand, après
l'exposé de plusieurs observations faites au cours
des épidémies, j'aurai fait ressortir complètement
l'antagonisme qui existe entre les faits réels et les
hypothèses microbiennes, imaginées pour les expliquer.

OBSERVATION II

*Exposé d'une observation citée par l'école micro-
bienne, comme des plus démonstratives au
point de vue de la contagion du microbe.*

Je transcris simplement. Deux régiments d'infanterie, stationnés à Jitomir et recevant la même
eau potable, sont également atteints par la fièvre
typhoïde ; l'un fournit une morbidité de 9,6 pour
1000 en 1885, et de 3,2 pour 1000 en 1886 ; l'autre
présente, pendant les mêmes périodes, une morbidité bien plus élevée.

Ce dernier régiment est réparti en des points
différents de la ville. La fraction logée à la caserne
Hammermann se fait remarquer par une morbidité typhoïde de beaucoup supérieure à celle qui
est relevée pour l'ensemble des autres parties du
même corps. Parmi les troupes de la caserne
Hammermann, une compagnie est surtout frappée
en 1886, et fournit à elle seule 14 cas de fièvre
typhoïde sur un effectif de 90 hommes. Cette manifestation intensive, en une partie limitée de la
caserne Hammermann, suggérait l'idée d'un fac-

teur étiologique localisé en quelque sorte dans une chambre où les habitants étaient si éprouvés.

En décembre, on provoqua l'évacuation des locaux occupés par la compagnie ; et la désinfection énergique des murs, des planchers, des effets d'habillement et de literie, fut organisée.

Ceux-ci ont été soumis à la vapeur d'eau bouillante, les planchers enlevés, tout l'entrevous a été imprégné d'acide phénique à 50 0[0, et son contenu renouvelé. Après l'exécution de ces mesures prophylactiques, la compagnie revint occuper son casernement. La morbidité typhoïde se réduisit à 1,7 pour 1000 en 1887, et devint nulle en 1888.

La conclusion qui s'impose, bien entendu, est d'abord que la contagion par le microbe est chose évidente ; et ensuite que les antiseptiques ont produit un remarquable effet.

Discussion. — Dans cette observation comme dans la précédente, les points principaux ont été laissés soigneusement de côté ; ainsi, par exemple, on ne nous parle, ni de la température, ni des exercices auxquels se livraient ces soldats, on ne nous dit pas si la population civile avait été atteinte avant, après, ou dans les mêmes moments que la troupe, toutes choses ayant une importance considérable. On oublie de nous apprendre quel fut le nombre des atteintes immédiatement après l'abandon de la caserne par la compagnie, puis dans le temps qui précéda sa réinstallation dans les locaux désinfectés.

Mais on appuie vigoureusement sur ce point,

qu'en 1887 la morbidité diminua d'une façon considérable, et qu'en 1888 elle disparut tout-à-fait, grâce bien entendu, aux mesures de désinfection. Cette conclusion est pour le moins bizarre, car heureusement l'épidémie perpétuelle, de même que le mouvement du même genre, sont l'un et l'autre inconnus ; et rien n'est plus naturel, n'est plus ordinaire que de voir une épidémie commencée en 1886 disparaître en 1887. C'est même déjà plutôt long. L'étude des épidémies qui ont sévi sur la garnison de Compiègne nous a permis de constater qu'en 1876, 95 hommes avaient été atteints de typhoïdes graves sur un effectif de 1200 environ, et qu'en 1877, le même effectif n'avait plus fourni que deux cas, bien que l'on ne se soit livré à cette époque à aucune manœuvre désinfectante. Mais ce qui jette un jour très vif sur la valeur des statistiques et des argumentations bactériologiques, sur la rigueur et sur la précision de leurs procédés soi-disant mathématiques, c'est ce chiffre de 1,7 pour 1000 par lequel ils expriment la morbidité typhoïde en 1887.

Voici la phrase : « La compagnie de 90 hommes revint occuper son casernement. La morbidité typhoïde se réduit à 1,7 pour 1000 en 1887 et devint nulle en 1888. »

Je la livre aux méditations des lecteurs, et je vais me demander avec eux pourquoi, alors qu'il était nécessaire (la compagnie étant de 90) de calculer sur 100, on a préféré opérer sur 1000. Au point de vue de l'exactitude des résultats, cette manière de faire n'est ni plus ni moins qu'une énormité ! Car il se peut fort bien que, si sur 90 hommes on constate 14 atteintes, on n'en relève pas 140 sur 1000 et réciproquement, tous les êtres n'ayant pas des tendances identiques à contracter la typhoïde. Il est donc de toute évidence que ce mode d'opérer est absolument intéressé. Dans le premier décompte, on signale bien les quatorze atteintes pour 90 hommes ; mais après les mesures de désinfection on prend les nouvelles, et on les répartit sur 1000, ce qui donne un résultat dix fois plus faible dont lesdites mesures bénéficient ; et, pour mieux faire ressortir ce procédé, supposons qu'au lieu de porter sur 90 hommes, l'observation n'ait porté que sur une chambre occupée par deux hommes, tous deux atteints de typhoïde. On fait évacuer le local, les mêmes désinfections y sont faites, et l'année suivante il n'y a plus qu'un homme atteint dans la chambre réoccupée. Voyez, auraient dit les microbiens, quel succès ; nous avons eu, l'année dernière, une morbidité de 100 pour 100 ; cette année, après nos désinfections, elle est tombée à 1 pour 1000. C'est beau, la statistique.

Après ces observations, qui font ressortir ce que j'appelais plus haut le truc bactériologique, je reprends le chiffre donné par le livre classique de 1,7 pour 1000, et, puisque la compagnie est de 90, je raméne pour plus d'exactitude à 100. J'ai donc pour 100 une morbidité égale à 0,17 ; pour 90 une morbidité égale à 0,153, ce qui, réduit en fraction, nous conduit à ce résultat merveilleux, étonnant, digne d'être conservé, qu'en 1887, dans une compagnie de l'armée russe, il y a eu, entre un cin-

quième et un sixième, d'un seul militaire atteint
de typhoïde. Le cinquième d'un soldat moscovite
malade ! C'est surprenant, ce que peuvent faire les
désinfections, ô bactériologues ! La chose la plus
extraordinaire, c'est que, depuis des années et
des années, on débite ces histoires aux jeunes
gens qui viennent chercher dans les savantes
facultés le pain scientifique, et que maîtres ainsi
qu'élèves se pâment d'aise en présence de ces résultats, qui proclament la gloire de la théorie microbienne.

Ceci démontre tout au moins avec quelle facilité
sont reçues les observations qui semblent apporter
quelques éléments en faveur de notre manière de
voir ; on ne les scrute pas, on ne les examine pas,
on les inscrit simplement, on lit et on admire, dans
le camp on se réjouit.

Faut-il citer d'autres observations, considérées
comme très importantes par les microbiens, et qui
démontrent, à l'égal de cette dernière, sur quelles
bases fragiles les microbiens ont édifié leur théorie fin de siècle, théorie qui durera à peine autant
que lui encore et qui disparaîtra, quand l'aurore
du vingtième siècle aura dissipé les ténèbres du
matérialisme dont elle est fille, quand l'éclatante
raison du spiritualisme aura remis à leur place
et la méthode expérimentale de Comte et les microbes et leurs vertus contagieuses.

Je me contenterai de relater encore le résumé de
deux autres observations, toutes deux instructives
en ce qu'elles sont en parfait désaccord avec les
expériences. Dans ces deux observations comme

dans les précédentes, on ne s'efforce que de faire ressortir le microbe. Les causes ordinaires dans lesquelles les épidémies s'observent toujours, sont complétement passées sous silence.

Observations. — La fièvre typhoïde se met brusquement à sévir dans un couvent de jeunes filles. Huit jours auparavant, la fosse avait été vidée. Elle contenait les déjections d'une pensionnaire atteinte de fièvre typhoïde une année auparavant.

Il faut avoir en soi l'étoffe d'un fanatique pour trouver dans cette observation la plus petite matière à conviction ; car d'abord, dans toutes les maisons où il y a des typhoïdiques, les selles sont jetées dans les fosses d'aisances, celles-ci sont vidées et la fièvre typhoïde ne frappe pas pour cela les autres locataires. C'est certainement la grande majorité des cas : mais, de plus, les expériences d'Uffelmann, de Karlenski, citées plus haut et démontrant que le bacille d'Eberth ne vit pas plus de trois mois dans les selles des typhiques, démontrant aussi que cette durée est abrégée, s'il se trouve dans de l'urine ammoniacale, ce qui est le cas des fosses d'aisances en général, s'opposent absolument à conserver, dans le cas particulier, cette hypothèse de la contagion par le microbe.

Dans une autre observation, rapportée par MM. Chantemesse et Vidal, on constate les particularités suivantes :

Un homme est atteint de typhoïde à rechûtes. Dans l'intervalle de ces rechûtes, on ne trouvait pas dans les selles de bacilles typhiques, tandis qu'ils étaient abondants pendant les accès.

Ces particularités sont considérées, bien entendu, comme éminemment utiles à la cause microbienne, puisque, quand l'économie de ce malade était de nouveau envahie pour une cause ou pour une autre par le bacille spécifique, la maladie reparaissait, c'est qu'évidemment le microbe devait être la cause de l'affection.

Cette conclusion est encore en contradiction absolue avec les expériences bactériologiques considérées comme strictement classiques. Celles-ci démontrent, en effet, que si l'on ràcle la surface de la gélatine sur laquelle on a fait une culture de bacilles spécifiques, celle-ci se détache aisément, et toute la partie de la gélatine primitivement envahie est devenue réfractaire à la culture du microbe d'Eberth. On peut même ensemencer ces points avec du bacille nouveau, la surface reste stérile, elle est comme vaccinée.

Dans ces conditions, on se demande comment, dans l'observation précitée, les nouveaux microbes pouvaient déterminer une atteinte nouvelle, alors que les anciens auraient dû, comme dans l'expérience, vacciner l'économie où ils avaient vécu.

Avec ma théorie, ce phénomène s'explique très simplement et sans qu'aucune contradiction surgisse. Puisque la maladie fait le microbe, celui-ci doit reparaître dans chaque manifestation similaire ; c'est cette manière de voir que confirme pleinement l'observation que je viens de relater.

PHAGOCYTOSE ET MICROBISME LATENT

Au fond, la bactériologie n'est pas une science aussi triste, aussi lugubre, aussi maussade qu'elle le veut paraître ; car, si par certains côtés elle nous glace d'effroi, en nous faisant voir en tout et partout les méchants microbes, elle s'efforce de nous remettre à l'aise, voire même de nous égayer follement, en nous apprenant qu'il y a par contre de bons, d'excellents microbes, lesquels luttent d'instinct contre les mauvais. C'est, sans aucun doute, chez elle une réminiscence de ce vieux manichéisme. Après avoir vu le côté religieux de la bactériologie, son côté mathématique, son côté physique amusante, il était bon, ce me semble, de faire ressortir son côté philosophique, pour pouvoir conclure indiscutablement qu'elle était véritablement une science complète.

Donc, d'après les microbiens, la nature prévoyante a placé près de nous, en chacun de nous, des gardiens vigilants, cerbères microscopiques, ennemis jurés du microbe scélérat, cambrioleur de notre économie : j'ai nommé le phagocyte.

Mais pourquoi laisser courir ma plume au gré des impressions joyeuses que me procure la lecture de l'article classique ? Pourquoi ne le reproduirais-je pas intact ? Je n'atteindrais jamais, avec mes seules ressources, à ces hauteurs de haut comique. Voici la relation du combat exposé dans les traités classiques :

Dans l'organisme qu'il vient d'attaquer, le microbe pullule rapidement. Aussitôt les organes lymphoïdes, qui dans cette circonstance se montrent à la hauteur des intelligences les plus remarquablement tacticiennes, exagèrent leur activité et fournissent des masses de combattants phagocytes. Ceux-ci, dès leur naissance, se précipitent sur les microbes et cherchent à les englober dans leurs tentacules, puis, s'ils sont les plus forts, s'empressent de les digérer. Mais les microbes ne sont pas gens à se laisser faire ainsi, ils sécrètent leurs meilleures toxines pour empoisonner leurs adversaires, parfois ils y réussissent ; pleurons le phagocyte, car il est mort, et celui qu'il défend le suivra de très près dans la tombe. Il est bien entendu que l'on appuie ces histoires par des expériences solennelles : celles de Metchnikoff, celles de Stahl sur les plasmodes des myxomycètes, celles de Pfeffer sur les zoospermes des fougères.

En admettant que les résultats de ces expériences aient été justement interprétés, il faudrait encore prouver qu'ils peuvent être étendus légitimement aux phénomènes qui se passent en l'organisme humain ; et dans ce cas, que de difficultés surgiraient, que de contradictions pourraient être relevées !

Continuons cependant l'exposé de la lutte entre les microbes et les phagocytes (page 741 du *Traité de Médecine*, tome I).

Pendant que se poursuit cette lutte, l'organisme humain est devenu remarquablement vulnérable à l'attaque d'un parasite accidentel quelconque.

Les défenseurs ordinaires, engagés dans un combat, permettent sans grande difficulté l'invasion de nouveaux microbes, et les infections secondaires arrivent.

Quels généraux feraient ces bactériologues ! Car véritablement tout ce passage ne me paraît plus être de la médecine ; c'est plutöt un traité de stratégie savante, c'est du César.

Voyez d'abord : aux hordes microbiennes s'opposent de suite les phalanges phagocytiques, et maintenant voici venir le corps à corps. Le phagocyte, champion humain, enlace promptement son rival ; la victoire va lui rester, peut-être. Hélas ! Blücher arrive sous forme de nouveaux microbes, c'est la surprise ; le phagocyte débordé abandonne ses positions ; c'est la déroute, c'est la mort.

Comme corollaire de cette doctrine, que l'on a dénommée phagocytose, en souvenir sans doute de Fabre d'Eglantine, nous rappellerons celle du microbisme latent, dont l'origine se trouve dans des expériences de Pasteur, reprises et complétées par Trabeynikoff.

L'expérience fondamentale est la suivante: Une poule est injectée avec des spores charbonneuses ; l'animal n'en éprouve pas la plus petite incommodité ; toutefois, l'examen du sang fait voir les spores englobés par les phagocytes, mais non digérés par eux ; la poule continue à se bien porter pendant des jours, des semaines, des mois, malgré la présence toujours des spores dans les phagocytes ; si on vient à refroidir la poule, en peu de jours elle contracte le charbon.

Je ferai d'abord remarquer que le froid a été plus dangereux pour la poule que les spores charbonneuses ; car, sans lui, elle aurait conservé une santé parfaite.

Je dirai ensuite qu'il est impossible de tirer de cette expérience une conclusion quelconque en faveur de l'hypothèse microbienne ; au contraire, elle la détruit.

Le microbe spécifique, avez-vous dit dans vos prémisses et à la suite d'autres expériences, possède comme propriétés fondamentales de sécréter des toxines qui empoisonnent l'économie. Comment allierez-vous maintenant ces propriétés avec les résultats de l'expérience pastorienne, dans laquelle, pendant de longues semaines, le microbe spécifique occupant l'économie, ne sécrète rien du tout ?

Vous venez d'affirmer, d'autre part, que les phagocytes provenant d'un organisme sain, d'un organisme non affaibli, présentaient comme propriété fondamentale celle de digérer les microbes envahisseurs. Et vous venez après cela, pour confirmer vos dires, nous présenter une pauvre poule en laquelle les phagocytes vivent en parfaite harmonie avec leurs ennemis les microbes, cela pendant de longues semaines, sans que les premiers mangent les autres, sans que les autres empoisonnent les premiers !

De plus, pouvez-vous continuer à nous parler de cette contagion rapide, origine de toutes les épidémies, si vous admettez comme concluante l'expérience pastorienne ? Cela vous est impossible. Votre hypothèse des microbes, origine des

maladies, vous conduit donc toujours à des contradictions nouvelles, et vous ne pouvez en sortir ;
votre théorie du microbisme latent est pour vous,
et au point de vue de la logique, une monstruosité.

A mon sens, l'expérience citée plus haut ne
prouve qu'une chose, c'est que les éléments de fermentation spéciale, introduits artificiellement dans
l'économie aussi bien que naturellement, sont
insuffisants pour l'impressionner ; la meilleure
preuve, c'est que rien ne s'est produit tant qu'une
autre cause n'est pas venue s'ajouter à la première,
et cette cause rentre précisément dans le cadre de
celles que je signalais sous le nom de causes extérieures. C'est, dans le cas particulier, le froid qui
détermine définitivement la fermentation cellulaire
chez l'animal. L'élément injecté provenant d'un
milieu spécial donne simplement à la fermentation
sa caractéristique propre, et sans lui la forme
morbide eût été autre. Mais il y aurait eu une
forme morbide, et dans le foyer d'inflammation
auraient apparu, au bout d'un certain temps, les
micro-organismes propres au milieu, propres à
cette forme. J'ajouterai que ceux-ci, injectés à leur
tour dans un nouvel organisme, auraient reproduit, dans les mêmes conditions d'expérience et par
le même mécanisme, la maladie qui leur avait
donné naissance. A l'appui de ce que j'avance, je
rappellerai que les bacilles typhiques n'apparaissent pas immédiatement, et qu'on ne les trouve
que dans les selles de la période d'ulcération. Comment agencer ce fait avec l'hypothèse du microbe,
origine de la maladie ? Si nous admettons cette

dernière comme vraie, nous ne pourrons comprendre comment cet infiniment petit reste ainsi sans révéler sa présence, alors qu'il a depuis longtemps déjà envahi l'intestin, qu'il y a dû surtout pulluler et proliférer.

Si, repoussant l'hypothèse bactériologique, l'on veut bien accepter la mienne, l'explication devient facile. Issu de la maladie, se transformant au fur et à mesure de l'évolution de la maladie elle-même, le microbe n'apparaît avec ses caractères et ses propriétés définitives que quand la forme morbide s'est affirmée complètement : ceci me semble logique. Et les bactériologues, en prenant dans un milieu de fermentation organique un microbe complétement créé par ce milieu, puis déterminant dans un autre milieu organique semblable, une fermentation semblable à l'aide de cet élément, et concluant enfin que ce microbe seul est la cause indiscutable de la fermentation primitive, décrivent le cercle vicieux le plus complet qui se puisse imaginer.

Pour en revenir au microbisme latent, je dirai que cette conception au moins bizarre était absolument inutile pour l'explication des faits qu'elle entend viser.

D'après ce que je crois et ainsi que je l'énonçais dans un ouvrage antérieur, tout organisme s'étant trouvé pendant un certain temps dans un milieu infectieux, subit du fait de ce milieu une orientation morbide déterminée. Par quel mécanisme ? Je m'efforcerai de l'indiquer, lorsque j'étudierai la contagion et l'impressionnabilité. Toutefois, grâce à cette donnée qui ne se trouve en contradiction avec aucun de mes principes, bien des faits d'observation trouvent leur explication.

Ainsi, par exemple, voici un individu dont l'impressionnabilité est faible, qui, pendant un certain temps, vit dans un milieu épidémique. Les causes suffisantes pour déterminer chez les autres êtres plus impressionnables l'apparition de la maladie, sont par rapport à lui insuffisantes, mais elles l'influencent cependant, et cette action ne se traduit, momentanément du moins, que par une tendance.

Si les causes morbides viennent à cesser, il aura côtoyé simplement le péril ; si elles se continuent, l'évolution morbide pourra s'accomplir, l'affection pourra éclater. Mais pendant tout ce temps, dans cet intervalle qui sépare la tendance simple de l'évolution accomplie, l'homme ne se ressentira de rien ; il pourra continuer ses travaux habituels, changer de localités, se livrer à ses occupations favorites, sans que le moindre malaise, ou du moins sans que le malaise soit suffisant, pour le prévenir du danger qui le menace.

C'est ainsi que se peut expliquer le cas cité par Gielt, rapporté par Bouchard et discuté plus haut : le cas de cet homme qui, venu d'Ulm où il avait vécu dans un milieu épidémique, retrouve, dans le village où il vient d'arriver, les mêmes conditions nocives : l'épidémie y allait éclater, c'est par lui qu'elle commence ; il est atteint et, en même temps que lui et après lui, d'autres individus tombent frappés à leur tour. L'origine première de l'épidémie ne peut ici encore se trouver que dans les seules qualités des agents extérieurs. Le microbe ne jouera son rôle que plus tard, ainsi que je le démontrerai dans la suite ; et ce rôle n'est que secondaire.

J'expliquerai également à l'aide de cette même proposition, « tout organisme s'étant trouvé pendant un certain temps dans un milieu infectieux, reçoit du fait de ce milieu une orientation morbide déterminée », pourquoi, après une épidémie de typhoïde subie en été, une nouvelle manifestation de même nature peut reparaître en décembre, en janvier, par exemple. Car elle est déterminée par les mêmes causes, qui sans l'influence première nous auraient donné des maladies de la saison, pneumonies, scarlatine, etc.

Pour compléter ma pensée sur ce sujet, j'ajouterai le corollaire suivant : « Les causes morbides qui ont influencé l'organisme et qui l'ont orienté vers un sens morbide déterminé venant à cesser, l'individu peut néanmoins, de son fait, par suite de fatigues de surmenage, etc., etc., déterminer chez lui l'apparition de la maladie, alors que, sans ces causes occasionnelles, l'influence primitive n'aurait pu en quoi que ce soit se manifester.

C'est ainsi que j'expliquerai pourquoi dans les transports partis de Toulon, pendant la saison épidémique, l'on observe beaucoup plus d'atteintes que dans ceux partis de cette même ville en dehors de ces périodes.

Il n'est donc pas besoin de cette monstrueuse hypothèse du microbisme latent, pour expliquer ces diverses particularités.

Je ne veux pas cependant la quitter encore avant d'avoir fait ressortir cette dernière contradiction à laquelle elle conduit les microbiens.

Nous avons vu dans l'expérience de la poule le phagocyte respecter le microbe, alors qu'en raison des forces qu'il tirait de l'intégrité de l'organisme, il aurait dû, d'après la théorie classique, l'absorber d'un seul coup. Par contre, pour expliquer la guérison, nous voyons les bactériologues ne pas craindre de nous enseigner, qu'après une longue maladie, alors que l'organisme est tombé dans la plus profonde déchéance, le phagocyte, jusque-là vaincu par les toxines de ses adversaires, se reprend, se relève et finit en résumé par remporter la victoire.

En regard de cette extraordinaire conception, j'exposerai la magnifique théorie rationnelle émise par Monsieur le professeur Podvysoyki et insérée dans un journal de médecine sous le titre : *Des forces de réserve de l'organisme et de leur valeur dans la lutte de l'économie contre les maladies.*

(Gazette hebdomadaire de médecine et de chirurgie n° 38, page 449, 21 septembre 1895).

D'après cet éminent savant, nos organes ne fonctionnent jamais au maximum. Par suite, une certaine quantité de forces latentes se trouvent emmagasinées dans le protoplasma vivant. D'un autre côté, il reconnaît que « l'organisme possède la propriété de créer de nouvelles masses de matière vivante. »

La lutte a donc lieu entre ces deux éléments d'un côté, forces actives de réserve et forces nou-

velles fournies par la nouvelle matière vivante.
De l'autre, forces dépressives occasionnées par les
produits toxiques de la fermentation des protoplasmas cellulaires atteints. La résultante de ces forces opposées, c'est le retour à la santé, ou c'est la
mort. Il nous semble maintenant inutile d'insister,
car il *suffit de comparer* cette théorie purement
rationnelle avec la théorie expérimentale de la
phagocytose, pour voir de quel côté se trouvent les
explications les plus nettes, les plus sérieuses,
les plus indiscutables.

DE LA THÉORIE HYDRIQUE DE LA FIÈVRE TYPHOÏDE

D'après les affirmations classiques actuelles,
l'eau serait l'agent le plus actif de propagation du
bacille d'Eberth. Cette hypothèse émise par les
bactériologistes est, comme l'immense majorité
de leurs hypothèses, démentie par les expériences
aussi bien que par les faits d'observation.

Par les expériences. — Meade Balton, opérant
sur différentes eaux, depuis la distillée jusqu'à la
plus sale, les ensemença au moyen des différents
bacilles dits spécifiques, en ayant soin de ne point
introduire dans l'eau une seule parcelle de la matière nourricière sur laquelle il avait obtenu les
micro-organismes. Dans ces conditions, il n'observa dans ces différentes eaux aucune multiplication des bactéries.

Karlynski ayant fait curer soigneusement une citerne, y introduisit trois hectolitres d'eau de puits tous les quatre jours. Il ajouta dans ce liquide 150 centimètres cubes de selles typhiques riches en bacilles spécifiques ; au bout de douze jours, ceux-ci avaient complètement disparu.

Hauss, à Munich, opéra sur trois eaux distinctes : l'eau de Mangfeld et deux eaux de puits qu'il ensemença ; les eaux ne furent pas stérilisées et leur température fut maintenue aux environs de 10°5 ; dans ces conditions, le bacille de Koch disparut en 24 heures, le bacille typhique en six jours, et le bacille du charbon en trois.

Si maintenant l'on veut considérer que, dans une rivière, des selles de typhoïsants ne sont plus seulement en contact avec quelques hectolitres d'eau, mais bien avec des milliers ; si l'on veut remarquer que la lumière solaire, cause nouvelle de destruction des microbes, traverse la masse liquide en toute son étendue, que l'eau s'agite et se remue, il sera obligatoire de conclure, avec le regretté médecin inspecteur Arnould, que l'eau telle qu'elle se présente dans la nature, et fût-elle riche en matières organiques, est un milieu absolument antipathique aux bactéries pathogènes ; et nous nous rallierons très volontiers à cette affirmation de l'école microbienne elle-même, qu'il doit y avoir doute sur la réalité de l'infection des liquides par les infiltrations du contenu des latrines à travers le sol (*Traité de Médecine*, tome I, page 31).

Cependant, malgré ces expériences, malgré l'affirmation qu'ils viennent de faire, malgré les résultats fournis par la dernière statistique, résultats qui établissent que, sur vingt-sept analyses d'eau pratiquées postérieurement à l'éclosion de typhoïdes, on n'a pu décéler que cinq fois le bacille d'Eberth, les autres eaux étant très pures. Les bactériologues ne craignent pas de soutenir que 90 fois sur 100, la fièvre typhoïde reconnaît l'eau pour origine. Pour obtenir ce fait, ils ont recours aux observations les plus invraisemblables : témoin la relation qu'ils ont faite de l'épidémie de Pierrefonds. D'après eux, elle provenait uniquement de l'adultération d'un puits par les matières fécales d'un typhoïsant. Rien ne put les soustraire à cette unique préoccupation, pas même cette considération que, pour rejoindre les eaux du puits, il aurait fallu que ces matières traversassent vingt-cinq à trente mètres d'un sol sableux, chose matériellement impossible. En absolue contradiction avec tout ce que l'on sait du cheminement des matières organiques et des microbes dans les couches du sol ; en absolue contradiction aussi avec les résultats obtenus journellement à Berlin par Pfügge et Proskauer, ces savants réalisant la pureté bactériologique en faisant passer l'eau de la Sprée et celle du Tegel à travers des filtres de sable qui n'ont pas un mètre d'épaisseur (Arnould, *Traité d'hygiène*).

Dans ces conditions, et d'après ce qui ressort des expériences précédentes et des statistiques de M. Catrin, il est difficile de s'expliquer pourquoi, dans la recherche des origines épidémiques, en ce qui concerne la typhoïde, l'eau seule est mise en suspicion ; c'est dans les puits que l'on fouille, c'est dans les fontaines, les tuyaux de conduite, les canaux, les rivières et les fleuves, les arrosoirs municipaux, etc., que l'on recherche le microbe. Et ce sont des nettoyages, et puis ensuite des curages, sans compter tous les grattages qui nous troublent nous d'abord, et qui finissent par troubler également cette pauvre eau, qui n'en peut mais. Il est de toute évidence que, malgré toutes ces mesures, l'épidémie se continue, et, comme par le passé, il arrive un moment où elle s'atténue d'abord, puis disparaît. Pour les microbiens, c'est l'heure des congratulations ; partout retentissent les chants de victoire, hosanna ! gloire à la sainte théorie hydrique ! Ce qu'il y a de plus curieux, c'est que l'enthousiasme est le même, soit que l'on ait trouvé le bacille dans l'eau incriminée, soit qu'on ne l'y ait pas rencontré. Dans l'un ou l'autre cas, c'est toujours lui le coupable ; visible ou invisible, présent ou absent, c'est lui l'auteur du mal. Depuis quelque temps, les bactériologues ont ajouté : « Si ce n'est pas lui, c'est son frère », le bacterium coli. Aux humbles mortels, on défend aussi de boire de l'eau qui contient ce microbe, car ce breuvage est mortel. Quand on pense que chaque homme porte en son intestin des milliers de bacterium coli sans qu'il en éprouve le moindre malaise, on se demande immédiatement la cause de cette prohibition ; car enfin ce qui ne fait pas de mal en bas, ne doit pas être dangereux non plus lorsque, par l'effet du hasard ou de circonstances, il vient à reprendre sa place, en passant pour une fois par le haut. Dans ces conditions, il faut véritablement posséder une foi profonde, une foi aveugle en la parole de gens qui aujourd'hui sont dieux et demain ne seront plus rien, pour admettre comme vérités des théories en opposition aussi complète avec la raison, avec les expériences et avec tous les faits sur lesquels on prétend les appuyer.

Aussi nous apparaît-elle essentiellement fausse et décevante, pernicieuse, je le démontrerai plus tard, cette lamentable doctrine microbienne, production sénile de cette fin de siècle. Et cependant, pour elle, quelle marche glorieuse ; partout des arcs de triomphe se dressent en son honneur, partout les peuples prosternés rendent un suprême hommage à cette éblouissante idole, la science expérimentale. Qu'a-t-elle donc fait pour mériter cette élévation rapide, vertigineuse ? A-t-elle diminué les misères, fait baisser le chiffre des maladies ? Pas de beaucoup, assurément, puisque la mortalité, de même que la morbidité, présente depuis longtemps, et quoi qu'on en veuille dire, un total peu variable. Ce qu'elle a fait, oh ! c'est bien simple : par des affirmations mensongères, elle a convaincu les humains qu'elle possédait les philtres de l'éternelle jeunesse, de la perpétuelle santé, qu'elle était souveraine de leur vie, de leur corps, et l'humanité confiante s'est inclinée.

Suis-je bien dans la vérité, en qualifiant ses affirmations de mensongères ? Les procédés qu'elle emploie pour tromper la multitude et la convaincre de l'efficacité de ses préceptes m'autorisent à le croire.

Regardons la statistique, sa fidèle comparse. Que lui fait-elle dire ? Que la fièvre typhoïde, entre autres maladies, a diminué d'une façon considérable, extraordinaire, depuis que ses enseignements sont officiellement acceptés. Et cependant chaque année apporte son contingent d'épidémies typhoïdiques, Cette année, les épidémies de Rennes, de Reims, de Châlons, de Saint-Lô, etc., etc. se sont fait remarquer par le nombre de leurs victimes.

Sur quoi appuient-ils donc leurs affirmations ? sur un simple tour de passe-passe.

Autrefois, dans le décompte de la fièvre typhoïde ou faisait entrer les formes bénignes dont la durée ne dépassait pas un ou deux septennaires, et on considérait comme fièvres typhoïdes légères les embarras gastriques fébriles, les formes muqueuses. A l'heure présente, toute cette catégorie, dont le chiffre total n'est pas à dédaigner, est rangée sous une rubrique étrangère, dans la classe de ce qu'on appelle les rémittentes gastriques.

D'autre part, nombre de fièvres typhoïdes réelles vont grossir le total des maladies fort différentes. J'ai indiqué, dans mes études sur les entités morbides, le cas de ce confrère, qui, ayant à soigner une véritable dothiénenterie, ne le voulut jamais admettre, uniquement parce que son malade habitait une localité où cette affection n'existait pas, parce qu'en deuxième lieu il n'avait jamais bu que de l'eau d'une source très pure, en troisième lieu parce qu'il ne s'était jamais trouvé au contact d'un typhique, et ce cas n'est pas isolé.

De plus, pour beaucoup, la fièvre typhoïde ne peut être maintenant réputée telle, que si l'examen bactériologique y a fait découvrir le bacille d'Eberth. Or, nous l'avons vu, cette affection peut parfois exister, sans qu'il soit possible de constater la présence de ce microorganisme.

Dans ces conditions, la statistique de la fièvre typhoïde devait nécessairement exprimer une énorme différence, tout en faveur de la doctrine moderne.

Oh ! certes, je ne veux pas dire que la dothiénenterie ne soit pas en décroissance. En faisant cette affirmation, je commettrais une exagération aussi grande que celle des microbiens, qui la font quasi disparaître dès le jour où leur doctrine apparaît.

L'étude de l'historique des différentes maladies qui ont désolé l'humanité démontre, en effet, qu'elles s'atténuent en raison même des progrès que fait l'homme dans le sens de la civilisation, qui est aussi celui de son bien-être. Or, le XIX siècle marque dans cette voie un pas bien caractérisé. De nombreuses réformes ont été réalisées dans la vie du soldat, le bien-être partout s'est accru, et, conséquence fatale, la morbidité a pu diminuer. Mais cette décroissance, on peut la suivre pas à pas ; elle se fait sentir d'une façon continue, lente, et progressive ; jamais il n'y a eu de chute brusque semblable à celle que l'on s'efforce de nous accuser aujourd'hui.

Je continuerai maintenant l'exposé des observations recueillies au cours des grandes manifestations typhoïdiques étudiées par les bactériologues eux-mêmes, il sera facile de constater que ces observations, aussi bien que les expériences, infligent à la théorie des microbes le plus complet et le plus solennel des démentis.

Une épidémie de typhoïde éclate dans la caserne de Wittemberg ; on incrimine l'eau, bien entendu. Les plus scrupuleux examens microscopiques, faits aussi bien sur l'eau de consommation, que sur les produits des fosses d'aisance, sont impuissants à déceler le bacille d'Eberth.

Pour l'épidémie du camp des lanciers, même insuccès ; le bacille d'Eberth reste introuvable dans l'eau. Les princes du microscope déclarent gravement que l'eau seule est, quand même, la seule coupable.

Au Hâvre, c'est encore la même chose. La population est atteinte de fièvre typhoïde. L'eau est immédiatement prise à partie. On analyse les eaux excellentes du Saint-Laurent, les bactériologues les plus éminents de la capitale s'attellent à cette besogne. Peine inutile, le microbe d'Eberth ne se montre pas ; ce qui ne les empêche pas de conclure que les microbes et que l'eau sont les auteurs de l'épidémie.

Dans les analyses bactériologiques faites au Val-de-Grâce sur des échantillons d'eau envoyés de province à l'occasion d'épidémies de garnison, un grand nombre ne donnèrent que des résultats négatifs. (Kelsch, *Traité des maladies épidémiques*, tome 1, page 389 et suivantes.)

Je viens de signaler un premier groupe, dans lequel l'eau, considérée comme facteur étiologique, ne renferme pas le bacille spécifique. La plus simple logique devait conduire les bactériologues à rechercher, pour ces cas tout au moins, les origines épidémiques dans un autre élément ; point, ils ergotent, ils en tiennent pour le bacille aquatique ; ils le font s'attacher aux parois du puits, c'est là qu'il se réfugie, c'est dans les fentes qu'il se tapit ; il s'y fait de plus en plus petit, l'œil même du microscope ne le peut plus découvrir. Il a peur, le pauvre, des antiseptiques, s'il venait à être reconnu.

Je vais passer à l'exposé du second groupe, dans lequel se retrouve le bacille ; et l'argumentation la plus simple fera ressortir que là aussi sa présence ne peut, en quoi que ce soit, légitimer les conclusions classiques.

Je commencerai la série, par l'observation du docteur Bourée sur l'épidémie de Châtillon-sur-Seine, relatée par M. Kelsch.

La ville jouissait d'un état sanitaire excellent quand, en décembre 1883, éclata sur divers points une épidémie de fièvre typhoïde, frappant indistinctement toutes les classes de la société. Or, on avait remarqué que le début de la maladie avait coïncidé avec la distribution d'eau provenant d'un nouveau réservoir construit pendant l'été et récemment mis en usage.

L'enquête démontra ce qui suit : c'est que des ouvriers italiens venant de Noiron, où régnait la fièvre typhoïde, avaient été employés à la confection du réservoir ; que plusieurs d'entre eux, atteints de cette affection pendant l'exécution des travaux, avaient été vus déposant leurs déjections dans l'excavation, quelques jours seulement avant l'arrivée de l'eau. Donc, d'après le docteur Syredey, cette épidémie ne pouvait reconnaître qu'une cause : l'adultération de l'eau par des matières fécales provenant de dothiénentériques. (Kelsch, *Traité des maladies épidémiques*, page 388, t. I.)

Discussion. — Et d'abord, le fait souligné par l'école, qu'avant l'épidémie la population jouissait d'une santé parfaite, me semble tant soit peu insignifiant, car c'est ainsi presque toujours que cela se passe. Je dirai ensuite que cette histoire des déjections, qui sert aux microbiens à expliquer l'épidémie, est tout simplement pitoyable, car il est inadmissible que des individus atteints de typhoïde aient pu se rendre sur les chantiers et y travailler à la période où les expériences démontrent la présence du bacille typhique dans les selles, c'est-à-dire à la période d'ulcération des plaques de Peyer.

J'ajouterai qu'en accordant même une valeur quelconque à cette histoire plutôt banale d'individus se soulageant dans les travaux qu'ils effectuent, il est impossible, sans avoir la foi bactériologique, d'admettre que ces quelques déjections de typhoïsants aient pu avoir une influence quelconque sur la valeur de l'eau et sur la santé des habitants de la ville. Car les expériences bactériologiques faites par Karlinski, ainsi que les autres expériences citées plus haut, démontrent péremptoirement que les bacilles des quelques déjections italiennes (en supposant qu'elles en aient contenu),

noyés dans des milliers de mètres cubes d'eau,
ont dû disparaître très rapidement.

C'est dans ces impossibilités, démontrées par
eux-mêmes, que les microbiens vont rechercher
leur étiologie, n'ayant qu'une idée, qu'un but : faire
ressortir le microbe et le trouver dans l'eau. Ils ne
songent plus qu'à Noiron, qu'ils ont cité, il y avait
eu une épidémie indépendante des Italiens, et que
les mêmes causes qui avaient déterminé l'apparition de la fièvre typhoïde dans cette localité,
avaient très bien pu également la déterminer à
Châtillon-sur-Seine.

Voici d'ailleurs, comme autre preuve de la fausseté de la doctrine hydrique et du microbe, l'énoncé
de l'observation de l'épidémie de Catheram, citée
par Kelsch :

Cette épidémie provient, comme toujours, de la
consommation par les habitants d'une eau souillée
par les déjections des typhoïsants. Par malheur,
l'enquête démontra qu'une longue année s'était
écoulée entre cette adultération de l'eau et l'apparition de la maladie. Cependant, durant toute cette
période, les habitants avaient fait un continuel
usage de l'eau et ne s'en étaient pas trouvés le
moins du monde indisposés.

Pour moi, simple et modeste observateur, cette
relation me fait l'effet d'un énorme pavé tombé sur
les bactériologues. Mais les éminents jardiniers de
la flore microbienne ont le crâne solide et suppor-
tent gaillardement les chocs. Ils n'en éprouvent
pas même le moindre embarras de parole, et, élo-
quemment, ils ont, après ce coup, soutenu que la

fièvre typhoïde avait considérablement diminué à Vienne depuis que cette ville avait reçu l'eau de source (1874). La chance, toujours contraire, voulut que les tableaux de Mosny démontrassent là encore la fausseté de l'affirmation. En réalité, elle diminuait depuis 1859. Mais voici mieux. Les mêmes tableaux font ressortir que, de 1874 à 1882, la morbidité avait diminué considérablement parmi les gens qui s'alimentaient avec l'eau du Danube, tandis qu'elle ne s'abaissait pas en plus grande proportion parmi ceux qui consommaient de l'eau de source. Qu'enfin, en 1888, il y avait eu une augmentation générale de la fièvre typhoïde à Vienne, alors que, depuis neuf mois, on n'y buvait que de l'eau des hautes sources. Je me permettrai de faire observer que cette dernière partie de l'observation est essentiellement suggestive. L'eau ne provenait pas de simples sources, mais bien de hautes, très hautes sources. Au point de vue bactériologique, cette particularité est très importante elle rend ses conclusions tout-à-fait inacceptables.

Je disais, dans un autre ouvrage, qu'à défaut de raisons valables, les microbiens avaient, grâce à certaines lois mises malheureusement à leur disposition, imposé leur manière de voir à leurs concitoyens, qu'ils étaient devenus inquisiteurs, envahissants, insupportables. Les faits qui se passent journellement à Paris et ailleurs au sujet des eaux potables, prouvent que je n'exagère en rien les épithètes. La preuve en est apportée par les observations de toutes les épidémies.

En 1886, à Paris, l'eau de rivière est substituée

à l'eau de source dans certains quartiers. Du 20 juillet au 7 août, les entrées aux hôpitaux pour fièvre typhoïde augmentent d'une façon notable ; c'était tout simplement une coïncidence. Mais les microbiens firent à ce sujet un bruit considérable. C'est l'eau, clament-ils, qui est la cause de tout ce mal. Les ingénieurs passent un mauvais quart d'heure. Cependant, M. Bechmann fait remarquer à ce sujet que, la substitution d'eau n'ayant été faite que dans trois arrondissements, l'augmentation des typhoïdes a porté non-seulement sur ces derniers, mais aussi, et même davantage, sur les dix-sept autres qui continuaient à être desservis par l'eau de source. (Kelsch, *Traité des maladies épidémiques*, page 391, tome I.)

Épidémie de Bourg. — Au mois de décembre 1888, après quelques cas isolés, la fièvre typhoïde se déclara brusquement à Bourg dans la population civile et militaire, frappant tous les groupes alimentés par la canalisation du Lent. Il est bien évident que l'eau seule fut incriminée. Pour bien faire ressortir ce point, l'observateur fait tout spécialement remarquer que dans cette épidémie la fièvre typhoïde respecta scrupuleusement les maisons et les établissements qui employaient l'eau de la nappe locale.

Je ne mets aucunement en doute la bonne foi de l'auteur de cette observation. Mais il m'est impossible de cacher mon prodigieux étonnement, en présence de cette maladie éminemment contagieuse, au dire des microbiens, qui respecte dans une même cité toute une série de citoyens vivants au contact des foyers morbides, et cela uniquement parce qu'ils boivent l'eau de la nappe locale à l'exclusion de l'autre. Je ne vois pas d'autre explication à ce fait miraculeux que d'attribuer à l'eau de cette nappe locale de Bourg, de sérieuses vertus préservatrices antiseptiques, antimicrobiennes, etc., etc. Ce qui autorise maintenant à faire rentrer dans le rang des hypothèses malheureuses l'étiologie hydrique invoquée par l'auteur, c'est qu'en même temps que l'épidémie sévissait à Bourg, elle se faisait voir également à Pont d'Ain et à Montreuil, localités situées l'une à 19, l'autre à 17 kilomètres de Bourg et ne consommant, ni l'une ni l'autre, l'eau incriminée du Lent.

Il y avait donc une influence générale qui déterminait dans la région l'apparition de la maladie, c'est la seule conclusion possible.

LA FIÈVRE TYPHOIDE A COMPIÈGNE CONSIDÉRÉE AU POINT DE VUE DE L'ÉTIOLOGIE HYDRIQUE.

Dans un remarquable travail fait à Compiègne, mon prédécesseur au 5e dragons, Monsieur le médecin major Favier, recherche l'influence qu'a pu exercer l'eau sur l'apparition des typhoïdes dans cette localité.

Si l'on veut considérer que la garnison de Compiègne, alimentée d'abord avec de l'eau de puits, reçut en 1882 l'eau de l'Oise, et enfin en 1888 l'eau de source, il sera facile de comprendre quel intérêt considérable s'attache à ce travail.

J'ajouterai à celui-ci le résultat de mes observations personnelles, faites pendant les années 1892 et 1893.

Afin de rendre la comparaison plus facile, je prendrai, pour chaque mode d'alimentation, une période de six années.

Période de l'eau des puits.		Période de l'eau de l'Oise.		Période de l'eau de sources.	
Années	Cas de typhoïde	Années	Cas de typhoïde	Années	Cas de typhoïde
1876...	95	1882...	2	1888...	36
1877...	2	1883...	44	1889...	20
1878...	28	1884...	19	1890...	27 embarras gastriq. fébr.
1879...	1	1885...	14	1891...	7
1880...	4	1886...	45	1892...	27
1881...	6	1887...	34	1093...	42
Total..	136	Total..	158	Total..	132 non compris les 27 embarras gastriques fébriles.

A la lecture de ces totaux, il est facile de voir d'abord que l'eau des puits n'est pas en réalité aussi nuisible que les bactériologues nous le veulent bien dire, et ensuite, que pour cette période de six années, les résultats sont sensiblement égaux. Il est vrai que le régime de l'eau de source exprime en chiffres une diminution de 26, relativement à l'eau de l'Oise. Il faut toutefois remarquer que ce nombre 26 doit être réparti sur six années, ce qui ne fait qu'un peu plus de quatre cas en moins par an. Si maintenant l'on considère qu'en même temps que l'on distribuait l'eau de source, d'autres mesures étaient prises en vue de l'amélioration de la vie du soldat, et que de ce fait, la morbidité typhoïdique a dû diminuer ; si l'on veut bien voir aussi que dans ce total de 133, l'année 1890 compte pour zéro, alors qu'en réalité il y eut 27 embarras gastriques fébriles traités aux hôpitaux, que plusieurs de ceux-ci présentèrent une durée supérieure à deux septennaires et nécessitèrent, pour les hommes atteints, de nombreux congés de convalescence, on sera bien forcé de conclure avec moi, que la différence entre la valeur de l'eau de puits, de l'eau de rivière, et de l'eau de source, au point de vue des origines morbides, est, comme le microbe, absolument microscopique.

Je passerai maintenant à des considérations particulières relatives à chacune des périodes.

En 1876, période de l'eau des puits, une épidémie terrible sévit sur la garnison : quatre-vingt-quinze hommes sont atteints. Vingt-deux meurent. D'après Monsieur Favier, l'étiologie fut considérée comme totalement inconnue.

En l'époque actuelle on eût été bien moins prudent et le cri de guerre des bactériologues aurait partout retenti : « Sus à l'eau ». Cependant, en 1877, alors qu'aucune mesure de désinfection n'a été prise, alors que les selles typhiques remplies des bacilles spécifiques n'ont pas été antiseptisées, l'affection ne se montre pas ; en 1878, elle apparaît de nouveau, et dans les années suivantes, 1879, 1880, 1881, l'auteur ne signale plus que quelques sporadiques.

Je demande s'il est possible, dans de telles conditions, de mettre sur le compte de l'eau des puits, les épidémies de 1869 et de 1878 ; étant donné surtout qu'en 1892 et 1893, années où les troupes ne consomment que de l'eau provenant de sources bactériologiquement très pures, la dothiénentérie sévit avec une intensité remarquable sur toute la garnison. La défaite de la théorie hydrique déjà complète se change rapidement en un véritable désastre, lorsqu'on s'avise d'établir une comparaison entre la morbidité de la population civile, qui continue à se servir exclusivement de l'eau de puits ou de rivière et celle de la population militaire, qui ne s'alimente qu'au moyen de l'eau de source.

Il est de toute évidence que, si la théorie de l'éminent professeur Brouardel avait la valeur qu'on lui attribue, c'est-à dire si la fièvre typhoïde reconnaissait pour origine 90 fois sur cent l'eau de boisson, il devrait y avoir nécessairement corrélation entre la qualité de cette eau et les manifestations typhoïdiques. Là encore, l'observation contredit la doctrine.

Ainsi par exemple, en 1891, la population civile qui consommait, ainsi que je le disais plus haut, de l'eau de l'Oise, était frappée par une épidémie. Le travail de Monsieur Favier nous apprend que 85 personnes furent atteintes. Dans le même temps, la population militaire ne présenta que sept cas. Pour cette année donc, c'était le triomphe de l'étiologie hydrique. Je dis pour cette année, car en 1892 voilà que la proportion change, les civils sont les moins atteints, onze cas contre 27 militaires ; en 1893 c'est la même chose, 34 civils contre 42 militaires.

Ces chiffres me paraissent particulièrement

éloquents, car, contrairement à l'hypothèse admise, il est tout à fait impossible d'établir une relation quelconque, au point de vue de l'étiologie des affections qui nous préoccupent, entre la qualité d'une eau de source et celle d'une rivière ou d'un puits, puisque tantôt le maximum de morbidité se trouve formé par les buveurs de l'une, et tantôt par les buveurs de l'autre. Si maintenant vous voulons pénétrer plus avant dans la question, si nous voulons mettre en regard les pour cents fournis par la population civile et ceux fournis par la population miliaire, nous ferons ressortir mieux encore le rôle, pour ainsi dire nul, que joue l'eau vis-à-vis de la typhoïde.

En 1891, quatre-vingt cinq civils sont atteints contre sept militaires seulement. Si l'on ne s'arrête qu'aux chiffres exprimés brutalement, la différence est considérable. Cependant, si l'on fait entrer en ligne de compte le nombre de la population civile et celui de la population militaire, l'aspect change du tout au tout.

Le premier se monte à 15.000 habitants, le deuxième à 1500 au plus, ce qui nous fait pour les civils une moyenne de 5,6 et pour les militaires de 4,6 ; nous n'avons qu'une différence de 1 pour cent, qui devient tout à fait insignifiante, si l'on veut bien considérer que dans la population civile bien des individus sont soumis à des privations que ne connaissent pas les militaires, et sont de ce fait prédisposés à contracter les maladies.

Il est facile, en opérant de même pour les années 1892, 1893 et 1894, de s'apercevoir que les chiffres

deviennent de plus en plus éloquents ; et que cette
éloquence fait ressortir d'une façon éclatante, que
la population militaire buvant uniquement de
l'eau de source très ´pure est au moins aussi frappée que la population civile ne buvant que de l'eau
de rivière, dite impure par les microbiens. Je citerai à l'appui de ce qui précède cette affirmation
du Docteur Maigrot, médecin du Bureau de bien-
faisance et de la Société de secours mutuels : qu'il
n'observe que peu souvent la fièvre typhoïde dans
la classe nécessiteuse, laquelle boit exclusivement
de l'eau des puits ou de l'eau de l'Oise, et toujours
de l'eau non filtrée. Nous reviendrons tout à
l'heure sur cette affirmation.

Dans la recherche étiologique que fait très
scrupuleusement Monsieur le médecin-major Favier au sujet de l'épidémie de 1891, il étudie
d'abord, à tout seigneur tout honneur, si l'eau
peut être incriminée. Il y était d'ailleurs conduit
par cette particularité, très digne d'attention, que
l'eau de consommation fournie aux habitants se
trouvait être prise en aval de la ville, au-dessous
du dernier égoût, et du même côté (tous les égoûts
se jettent dans l'Oise, celui de l'hôpital y compris.)

Cependant, d'une part, la distribution d'eau
depuis 1882 se faisait toujours dans les mêmes
conditions, et les épidémies ne se manifestaient
heureusement pas chaque année ; ce qui aurait dû
fatalement se produire, si les impuretés toujours
à peu près semblables, que les égoûts déversent
quotidiennement dans la rivière, en contaminaient
les eaux. D'un autre côté, Creil, situé en aval de

Compiègne et recevant les eaux adultérées de cette
ville, aurait dû elle aussi en éprouver quelques
dommages. A cet égard, voici ce que M. le Docteur
Roustan, de Creil, écrivait le premier septembre
1891, c'est-à-dire lorsque l'épidémie de Compiègne
était terminée, à M. le Docteur Favier : « A
Creil, depuis l'établissement de la Compagnie des
eaux, la fièvre typhoïde, loin de se montrer plus
fréquente, a plutôt diminué en quantité et en gravité. Depuis plus de six mois, je n'en avais pas
pas observé un seul cas. Or, depuis quinze jours,
je constate une légère tendance morbide ; quelques
embarras gastriques fébriles et deux fièvres
typhoïdes. Mes confrères n'en ont pas vu davantage. » C'était évidemment une influence nocive qui
s'exerçait sur la région, et l'eau ne pouvait y être
pour rien. En troisième lieu, enfin, MM. les doc-
teurs Lesguillons et Vurtz, partisans cependant de
la théorie hydrique, font remarquer que nombre de
leurs clients aisés boivent l'eau de l'Oise sans la fil-
trer, et que cependant aucun d'eux n'a été touché.
Dans ces conditions, Monsieur Favier, tout en se
réservant, ne peut pas conclure à l'origine hydrique de la fièvre typhoïde.

Il est de toute évidence que je ne conclurai pas
non plus en ce sens. Toutefois, en groupant ces
différentes données, il est possible déjà de faire
apparaître quelques éléments principaux et réels
de cette étiologie.

C'est en juin que l'épidémie commence, elle se
continue en juillet, et se termine à la fin d'août.
La population civile, la population militaire se trou-

vent atteintes en des proportions égales. Aux
environs, Creil, Noyon et d'autres localités présentent également quelques cas de typhoïde.

Il est donc évident qu'une influence générale
s'est exercée sur la région. M. le Docteur Lesguillon affirme qu'il observa en 1878 une sérieuse
poussée typhoïde, coïncidant avec des conditions
météorologiques analogues à celles de l'été 1891.

Et maintenant quelles sont surtout les victimes :
les pauvres et les enfants, les adolescents, toutes
personnes dont l'impressionnabilité est exagérée.
Dans la population militaire, qui ne boit que de
l'eau dite très pure, le premier cas se fait voir,
et ceci est très intéressant, chez un malade de
l'hôpital, en traitement depuis trois semaines pour
bronchite chronique et dont l'impressionnabilité
s'est par conséquent accrue du fait de la maladie.
M. Favier fait remarquer qu'il n'y avait aucun
typhoïdique, ni à l'hôpital militaire, ni à l'hôpital
civil, et que par conséquent la contagion ne peut
être mise en cause. D'ailleurs, aucun cas ne se reproduisit à l'hôpital, qui ne fournit à ses malades
que de l'eau filtrée très pure.

Je me servirai ensuite de cette antinomie qui
existe entre ce fait de l'épidémie de 1891, frappant
surtout la classe pauvre, et les affirmations de
M. Maigrot, qui, lui, n'observe que très rarement
la fièvre typhoïde parmi les indigents, et je dirai :

Si l'eau était la grande faiseuse de typhoïdes,
comme les microbiens le prétendent, il serait obligatoire de constater toujours et chaque année,
dans cette classe deshéritée n'usant que d'eaux

impures, les manifestations morbides de cette catégorie. C'est le contraire que l'on observe.

De plus, en temps d'épidémie, c'est-à-dire lorsque les qualités des agents atmosphériques présentent un certain degré de nocivité, ce sont précisément ces organismes débilités et partant plus impressionnables, plus sensibles à ces agents, qui sont le plus facilement touchés. L'influence du milieu peut donc seule expliquer la généralisation de la maladie à tout le groupe vivant dans ce milieu.

La préférence plus ou moins grande qu'elle témoigne à telle ou telle catégorie d'individus formant le groupe, doit provenir naturellement et logiquement des conditions de vie heureuse ou malheureuse dans lesquelles évoluent les êtres qui les composent.

Pour compléter les indications qui ressortent de ce travail, j'exposerai que, suivant M. Favier, la fièvre typhoïde est en décroissance à Compiègne depuis 1866 ; que cette décroissance s'est accentuée par la distribution de l'eau de l'Oise, laquelle avait joué dans les égouts de la ville le rôle du fleuve Alphée dans les écuries d'Augias : elle les aurait nettoyées, et avec la malpropreté souterraine aurait disparu une des causes de la fièvre typhoïde.

Nous reviendrons plus tard sur la valeur que possède cette hypothèse. Mais auparavant je conclurai ainsi : Les observations présentées par l'école microbienne pour faire ressortir le rôle joué par son microbe, et indirectement par l'eau, dans la genèse des épidémies, vont absolument à l'encontre des théories classiques. Elles sont d'abord incomplètes, et dans chacune d'elles on perçoit nettement la tendance de l'auteur, on y découvre la trace indiscutable de ce qu'on appelle vulgairement le coup de pouce, destiné à donner une apparence de viabilité à une théorie insoutenable, à une théorie qui ne possède à son actif que les hypothèses monstrueuses du microbe, de ses toxines qui vaccinent ou qui tuent suivant les cas, du microbisme latent, de la phagocytose et enfin qui aboutit à l'hypothèse hydrique.

Je vais mettre en regard de ces observations, faites par les microbiens avec un parti pris évident, les observations rationnelles d'une épidémie de fièvre typhoïde ayant sévi sur le 5ᵉ dragons, et d'une épidémie de même nature s'étant manifestée sur le 54ᵉ de ligne. Il me sera facile, en tenant compte des renseignements fournis par les autres manifestations similaires, de démontrer que les véritables origines épidémiques, se trouvent ainsi que je l'ai déjà indiqué, dans les qualités des agents extérieurs, lesquels agissent plus ou moins activement sur les individus, proportionnellement à leur impressionnabilité.

RELATION D'UNE ÉPIDÉMIE DE FIÈVRE TYPHOIDE OBSERVÉE PAR L'AUTEUR, AYANT SÉVI SUR LE 5ᵉ DRAGONS DURANT L'ANNÉE 1893.

Avant l'apparition de l'épidémie proprement dite, nous avons à enregistrer deux cas isolés : le premier en avril, le deuxième en mai. Jusqu'au 16 juillet, aucune manifestation ne fut constatée, mais à partir de cette dernière date, les fièvres typhoïdes se succédèrent sans interruption.

Je dois dire qu'entre le 12 mai et le 16 juillet, un événement s'était produit, qui aurait pu jouer un rôle considérable dans la genèse de l'épidémie.

Dès les premiers jours de juillet, le régiment avait été dirigé sur Paris, dans le but de réprimer certains troubles. Logé dès son arrivée dans la galerie des machines, sous des voûtes vitrées qui emmagasinaient en l'augmentant la chaleur torride du dehors, il s'y trouvait le même soir réuni à 7 ou 8 autres régiments de cavalerie.

Au point de vue militaire, c'était un ravissant tableau qui aurait pu tenter les pinceaux d'un Detaille ; mais au point de vue de l'hygiène ! Certes, toutes les précautions avaient été prises. Toutefois, en présence d'une telle agglomération d'hommes et de chevaux, elles étaient forcément précaires. Les ordres les plus précis avaient été scrupuleusement donnés, mais leur exécution laissait parfois un peu à désirer. Les tinettes n'étaient pas toujours scrupuleusement enlevées, et leur contenu débordant sur le sol déjà trempé par l'urine, subissait forcément, ainsi que les excréments des animaux, dans cette atmosphère surchauffée, des fermentations dangereuses. C'est le 15 juillet que nous sortons de ce milieu, c'est le 24 que l'épidémie débute. Il est de toute évidence que j'étais en droit de rechercher la relation de cause à effet, dans les circonstances fâcheuses où nous nous étions trou-

attcintcs impriment au patient ne lui permettrait pas de continuer son service.

Il s'en suit donc que le malade, dès les premiers débuts de l'affection, se présente à la visite, est mis à l'infirmerie d'abord, et envoyé à l'hôpital ensuite.

Il s'en suit aussi, étant donné que le bacille ne se montre qu'à la période des ulcérations intestinales, et alors que l'homme est déjà depuis longtemps à l'hôpital :

1° Que le bacille spécifique n'a jamais existé dans les selles des hommes habitant le quartier ; que l'hypothèse émise par d'ambitieux savants, dont le désir unique était d'arriver au sommet de la gloire bactériologique en soutenant que les militaires rapportaient, des water-closets, à la semelle de leurs souliers, le fàcheux bacille jusque dans leur chambre, est essentiellement fausse.

2° Que le bacille spécifique, n'ayant jamais existé dans la chambre, ne peut par conséquent se retrouver sous les planchers de cette chambre; et qu'il faut, pour éclairer l'étiologic, chercher une autre explication.

Débarrassé de la gênante hypothèse microbienne, le mécanisme apparaît immédiatement, et de nombreuses observations d'épidémie se trouvent expliquées logiquement et simplement, alors qu'elles restent avec le microbe, ainsi que je le disais plus haut, dans les régions des inaccessibles mystères.

Je reprends donc mon observation, et mes lecteurs apprécieront laquelle, ou de l'hypothèse microbienne, ou de ma théorie, satisfait le mieux la raison.

Le 1er avril, nous observons le premier cas de typhoïde ; le deuxième se fait voir le 12 mai ; dans les mêmes temps, un homme seulement se trouve atteint au 54e. De ci, de là, se font voir, dans la population civile de Compiègne ou des environs, quelques manifestations typhoïdiques ; elles restent isolées. Voilà l'influence générale météorique, qui est caractérisée et qui se fait sentir. Les plus impressionnables seuls sont atteints, car les qualités nocives des agents atmosphériques ne sont pas suffisantes encore pour faire naître l'épidémie.

Cependant les mois de juin et de juillet sont très chauds, nos hommes reviennent de Paris fatigués pa rces chaleurs torrides, accablés par les nuits de veille ; leur impressionnabilité s'est de ce fait exagérée, et dans ces conditions, ils se retrouvent à leur retour dans la garnison, placés en un milieu qui a déjà manifesté sa nuisance par les cas cités plus haut. Dès lors, l'épidémie éclate.

Voici, par escadron, comment se répartit le nombre des malades, duquel je défalque les deux cas d'avril et mai :

1er esc. 2e esc. 3e esc. 4e esc. 5e esc. Pel. H. R. Infant.
  9   5   4   4   2   1   1

Les entrées par mois se répartissent ainsi :

Juillet, 10. Août, 5. Septembre, 9. Octobre, 1. Novembre, 1.

Les 10 cas du mois de juillet, correspondant à la rentrée du régiment à Compiègne, proviennent :

7 du premier escadron, 1 du deuxième, 1 du cinquième, 1 du peloton hors rang.

Les 5 du mois d'août sont fournis par :

1 du premier escadron, 1 du deuxième, 2 du troisième, 1 du quatrième.

Les 9 du mois de septembre se répartissent ainsi :

1 du premier escadron, 2 du deuxième, 2 du troisième, 3 du quatrième, 1 du cinquième.

Octobre donne un cas, observé chez un infirmier.

Novembre fournit un cas, observé au troisième escadron.

Ainsi donc, sur 10 hommes atteints au mois de juillet, c'est-à-dire au retour du régiment à Compiègne, 7 appartiennent au premier escadron ; comme il n'avait été ni plus ni moins fatigué que les autres, je suis donc conduit à reconnaître que la cause spéciale à cet escadron, c'est-à-dire la poussière des entrevous, a été quelque chose, pour ne pas dire tout, non pas dans la production de la maladie, mais dans cette exagération de la morbidité qu'il nous a présentée. J'ai démontré tout-à-l'heure, par le raisonnement, que le bacille spécifique ne pouvait pas se trouver dans ces poussières et qu'il était impossible de l'incriminer en cette circonstance. Je vais établir maintenant, par une série de faits se rapportant au mode d'apparition et à la marche de l'épidémie, que l'hypothèse de ce microbe pathogène est, ici encore, insoutenable.

Et en effet, les réparations des chambres et des planchers du premier escadron sont commencées le 12 juin 1893 ; le premier cas se fait voir le 24 juillet, sept jours après notre retour de Paris. Etant donné les propriétés que les éminents bactériologues donnent à leur bacille, il est inadmissible qu'entre le 12 juin et le 4 juillet, date de notre départ, il n'ait manifesté sur personne, si réellement il avait existé, ses capacités malfaisantes. Et puisque les fenêtres des chambres en réparation se trouvaient largement ouvertes, puisque les dites chambres étaient complétement balayées par les vents, il est inadmissible qu'il n'ait pas profité de son véhicule favori pour aller semer la mort et la désolation dans les autres escadrons, dans les bataillons d'infanterie logés en face. Et maintenant, puisque les travaux ne prennent fin que dans les derniers jours de septembre, comment se fait-il qu'en août il ne fasse que cinq victimes, dont une seule dans l'escadron, lieu de sa naissance, et les autres dans les endroits les plus éloignés de leur point d'origine, laissant intactes des chambres intermédiaires et le 54ᵉ tout entier? Va-t-on me dire que ce sont mes désinfections qui ont produit ce résultat bienfaisant? J'en serais, pour ma part, on ne peut plus heureux, parce qu'en plus d'avoir mis à l'abri ma responsabilité, j'aurais la satisfaction d'avoir fait quelque chose d'utile. Hélas! je ne la puis avoir, cette satisfaction, puisqu'après deux mois d'antisepsie journalière, après avoir pulvérisé, avec le concours de l'éminent appareil Geneste, des millions et des millions de microbes, voilà que par une protestation suprême, ils reparaissent plus nombreux que jamais, mettant à mal 9 hommes habitant des endroits différents, où l'on ne faisait aucune réparation et éloignés du foyer primitif.

Nous laisserons donc là cette extraordinaire hypothèse microbienne; et, reprenant la théorie que j'ai exposée dans mon étude sur la diphtérie, je dirai que ces poussières de l'entrevous, molécules organiques en fermentation, absorbées par des organismes en contact avec elles, peuvent déterminer chez ceux-ci des tendances aux fermentations, qui se trouveront d'autant plus fortes que ces organismes récepteurs seront plus fatigués et partant plus impressionnables. De cette façon, le mécanisme de l'épidémie et des particularités qu'elle a présentées se trouve très simplement exprimé. Nous avons d'abord l'influence générale qu'ont exercée sur les individus les agents atmosphériques, qui explique d'une façon parfaite la généralité des atteintes. Puis ensuite les poussières organiques en fermentation, avec lesquelles un certain groupe d'individus s'est trouvé en contact et qui légitiment dans ce groupe la plus grande fréquence des atteintes.

Je ferai remarquer ici que ces poussières organiques ne peuvent avoir rien de spécifique ; ceci ressort des expériences faites avec les cultures de streptocoques, de pneumocoques, de bacilles de Lœffler, de bacilles d'Eberth, expériences que j'ai exposées au début de ce travail. Toutes, en effet, déterminent les mêmes accidents, toutes provoquent les mêmes réactions. De telle façon qu'en l'espèce, si les réparations des planchers se fussent exécutées en une autre saison, au lieu d'avoir été faites en été, nous aurions pu assister à l'explosion, non plus de fièvres typhoïdes, mais bien de pneumonies infectieuses, de diphtéries, etc., etc., ou en général de grippes plus ou moins graves, ces dernières

étant absolument le type des maladies infectieuses.
Il est bien entendu que ces poussières, de même
que les émanations putrides dont nous allons parler dans l'observation qui va suivre, ne peuvent
être et ne sont que des causes adjuvantes, non
pas d'épidémie, mais de morbidité ; que les seuls
agents atmosphériques sont la cause véritable de
l'éclosion, *des épidémies* et que les saisons en limi-
tent les formes extérieures, si je puis m'exprimer
ainsi.

Cette action des agents extérieurs, dont j'ai démontré déjà l'influence étiologique immense, pri-
mordiale, se révèle partout de la même façon. Les
épidémies ne débutent jamais d'emblée ; elles sont
annoncées, parfois longtemps à l'avance, par des
manifestations prématurées. Ici encore, nous avons
en avril, quelques cas isolés de dothiénentérie, de
même qu'en novembre, pour l'épidémie de diphtérie que j'ai relatée, nous avions également observé
quelques cas d'angines infectieuses.

Tel est l'avertissement. Ces atteintes, qualifiées
de sporadiques, et qui, dans la médecine actuelle,
n'ont aucune valeur, signifient en réalité beaucoup. Elles veulent dire qu'il y a tendance, préparation épidémique. Elles s'expliquent très naturellement, à l'aide de ma théorie, par cette considération qu'elles se produisent lorsque les qualités
nocives des agents extérieurs ne sont pas suffisantes pour actionner l'impressionnabilité du plus
grand nombre, et que ceux-là seuls sont atteints
qui présentent ce caractère à un haut degré, ou
mieux, à un degré dépassant celui de la moyenne
générale.

Que si, maintenant, ces qualités des agents extérieurs viennent à augmenter leurs nuisances, l'épidémie apparaît, revêtant pour chacun des individus qu'elle atteint, des allures plus ou moins malignes, suivant d'abord la malignité plus ou moins grande des causes originelles, suivant aussi l'impressionnabilité plus ou moins accentuée de chacun des individus.

Il me semble que la plupart des particularités présentées par les épidémies se trouvent ainsi expliquées. La théorie microbienne, au contraire, se heurte immédiatement à des obstacles insurmontables, lorsqu'elle veut avec son hypothèse, nous éclairer sur le mécanisme de tous ces phénomènes. Et d'abord, que pourra-t-elle nous dire, pour nous faire comprendre la raison, la possibilité d'être de ces cas sporadiques? Son microbe et sa contagion s'opposent à toute explication logique, voire même sensée. Et c'est pour tout, et c'est en tout que ce point de départ essentiellement faux, la gêne et la meurtrit. C'est lui, qui l'oblige à amonceler pour pouvoir se soutenir, les hypothèses les plus contradictoires, les plus invraisemblables, les plus monstrueuses. C'est par lui qu'elle périra ; car, n'ayant vécu que d'antithèses, elle mourra par une antithèse ; le microbe tuera le microbe.

Je vais maintenant donner la relation d'une épidémie qui sévit sur le 54ᵉ de ligne, au mois de septembre 1893. Sous le rapport des étiologies, cette observation ne sera que le complément de la précédente.

OBSERVATION D'UNE ÉPIDÉMIE DE FIÈVRE TYPHOIDE AYANT SÉVI SUR LE 54ᵉ DE LIGNE AU MOIS DE SEPTEMBRE 1893.

Je commencerai cette relation en signalant l'apparition, à la date du 17 mai, d'un cas de fièvre typhoïde, et en rappelant que dans le mêmes temps deux autres cas semblables s'étaient manifestés au 5ᵉ dragons ; tous trois restaient isolés.

Le 29 juillet, un homme est de nouveau atteint, puis plus rien jusqu'au 5 septembre ; c'est à ce moment que l'épidémie se déclare véritablement.

En rapprochant déjà ces faits, de ceux que j'ai exposés et qui concernent le 5ᵉ dragons, nous constaterons d'abord que les manifestations typhoïdiques de juillet et d'août laissent intact le 54ᵉ d'infanterie. Ceci nous permet déjà de conclure, premièrement, que l'eau ne peut être en quoi que ce soit considérée ici comme un facteur étiologique, puisque les deux régiments, s'alimentant aux mêmes sources, auraient dû, si elles avaient été contaminées, présenter en même temps les mêmes accidents.

Je conclurai maintenant, en tenant compte du contact permanent des deux armes dans le même quartier, que la contagion n'est pas du tout telle que nous la présentent les microbiens ; car dans ce cas on ne pourrait absolument pas comprendre comment le régiment atteint n'eût pas contagionné l'autre.

Ces points mis en évidence, je signalerai qu'au 54e de ligne, de même qu'au 5e dragons, les manifestations typhoïdiques apparaissaient surtout dans les locaux occupés par la troisième compagnie du premier bataillon. Sur seize atteintes, huit furent observées dans cette compagnie. Il fallait donc chercher la cause spéciale qui, dans un endroit déterminé, exagérait ainsi la morbidité.

Ici, nous n'avions pas de réparations, pas de poussières. Les chambres étaient vastes, nullement encombrées ; seulement les fenêtres s'ouvraient sur un couloir étroit, formé d'un côté par un mur très élevé séparant le bâtiment de la rue, de l'autre par le mur du bâtiment lui-même. La largeur totale de ce couloir était à peu près de 1 m. 50 ; la ventilation impossible, à peu près nulle. Le long de ce couloir, passait un égoût recevant les eaux ménagères des cuisines, les eaux des cours, des urinoirs, etc., et dont les regards à ciel ouvert se trouvaient précisément placés juste au-dessous des fenêtres de la compagnie.

La température avait été pendant les mois de juillet et d'août, particulièrement élevée ; et les matières organiques contenues dans les eaux ménagères, rendues stagnantes par une déclivité insuffisante, laissaient de ces égoûts, par suite de leur fermentation, s'échapper des odeurs infectes, insupportables.

Telle est donc la cause spéciale qui, dans cette compagnie, élève d'une façon considérable le total de la morbidité ; c'est cela, et suivant moi, ce ne peut être autre chose. Dans un régiment, en effet, tous les hommes sont soumis aux mêmes travaux, ont une nourriture pour tous uniforme. Par conséquent, la compagnie frappée se trouvait en tout placée dans des conditions semblables à celles des autres compagnies. Elle n'avait qu'un désavantage vis-à-vis de ces dernières : c'était d'être placée au-dessus des regards d'un égoût, lequel, à cause de la grande chaleur, à cause aussi d'un vice dans son installation, permettait aux odeurs méphitiques, aux éléments de fermentation, de se répandre à l'intérieur, jusque dans les chambres qu'elle occupait.

Si maintenant nous considérons que les typhoïdes restantes, se répartissent par unité dans les autres locaux : 2 cas à 1-4, 1 cas à 3-1, compagnies voisines de 3-3, et les autres à 1-3, 2-2, etc., c'est-à-dire dans des bâtiments différents, nous serons obligés d'avouer que l'hypothèse microbienne est insuffisante, étant donné les propriétés de son bacille, pour expliquer d'abord comment la contagion a été si peu grande dans les chambres très voisines du foyer, comment elle s'est produite dans des bâtiments éloignés de lui, en respectant toutefois des compagnies situées en des endroits intermédiaires à ces deux points.

Suivant moi, si l'on veut aboutir à quelque chose, il faut, dans l'étude des origines épidémiques, distinguer avec soin les causes générales des causes spéciales ; et c'est à l'aide de cette distinction que je recherche et que je trouve, je le crois du moins, et la cause de l'apparition de la dothiénentérie dans le cas particulier qui nous occupe, et la cause de ses atteintes plus grandes dans une compagnie, dans un escadron.

Aux dragons, nous avons fait ressortir le rôle exact des poussières organiques; dans l'infanterie, nous avons mis en évidence les facteurs miasmes, gaz putrides, toutes choses qui se peuvent exprimer par une seule expression : éléments de fermentation.

Toutefois, je vais le démontrer, ma théorie n'est pas une restauration de celle de Murchison, de Chauffard, de Léon Collin ou de Jaccoud, qui, à la suite de son étude sur l'épidémie de Eggenstett (été de 1868), reconnaît pour cause les émanations des masses excrémentitielles accumulées et portées au maximum par la chaleur (Arnould, *Traité d'hygiène*, page 703). Ces doctrines incomplètes ont dû tomber devant ce fait, que souvent l'influence fécale putride existe très évidemment, et que cependant la fièvre typhoïde peut ne pas se révéler, et, d'autre part, que cette influence peut manquer absolument et la fièvre typhoïde prospérer néanmoins (Arnould, page 705).

On pourrait m'objecter que les contradictions flagrantes entre les faits réels et les doctrines qui les interprètent, ne peuvent en quoi que ce soit, nécessiter la chute de ces doctrines. Aussi bien cette manière de voir serait essentiellement logique ; puisque la théorie microbienne, qui affirme que la typhoïde est due à un bacille spécifique, est le plus souvent impuissante à nous montrer son bacille dans les épidémies, même les plus meurtrières, et que nonobstant cette monumentale contradiction, elle se porte tout comme un charme,

Sans m'arrêter plus longtemps à ces considérations philosophiques, qu'un de mes savants contradicteurs m'a reprochées vivement, je dirai que, suivant moi, ces agents secondaires, miasmes, poussières, éléments de fermentation, en un mot, ne peuvent jamais, à eux seuls, déterminer l'éclosion épidémique. Il faut, pour cela, un élément tout autre qui vienne s'adjoindre à eux, et cet élément est fourni par les agents atmosphériques ; sans lui il ne se peut rien produire, car il est le principe, la cause première, qui suffit à elle seule, pour la formation des épidémies. Les autres ne sont que des éléments, des causes absolument secondaires, qui ne peuvent jouer qu'un rôle, celui d'exagérer l'impressionnabilité des organismes vivant à leur contact, de les rendre moins résistants vis-à-vis des causes premières, et par suite d'augmenter la morbidité totale. Il s'en suit donc que Jaccoud, Murchison, Collin, Chauffard, n'avaient entrevu qu'une partie de la vérité. Ce qui leur a manqué pour la faire sortir toute entière, c'est cette conception de l'élément fluidique extérieur, cause générale, initial principe.

Et cette conception s'impose, soit que l'on examine une épidémie, ou que l'on en examine une autre, aux hasards des observations classiques fournies par les microbiens eux-mêmes.

Il me semble important de mettre en regard du raisonnement que je viens de tenir, pour expliquer les phénomènes épidémiques, celui que tiennent les bactériologues.

Considérant comme quantités négligeables les

influences du milieu, quoi qu'ils en disent ; ne tenant
compte absolument que des influences particulières ; n'attribuant aucune valeur aux cas sporadiques qui ont précédé l'épidémie confirmée, voici
ce qu'ils disent : De ce que, dans une localité, une
seule partie se trouve plus particulièrement frappée, il s'en suit forcément que cette partie seule
doit se trouver le plus immédiatement en contact
avec les agents épidémiques. C'est donc en elle, ou
autour d'elle, que doit se faire la recherche des
causes.

Or, cette recherche fait découvrir la présence de
poussières organiques ; donc l'origine épidémique
se trouve être ces poussières, ou contenue dans ces
poussières.

L'origine est donc simple, elle est unique ; et
alors, puisqu'elle ne peut être autre chose, les cas
voisins du foyer, ainsi que les plus éloignés, doivent être nécessairement fournis par des éléments
semblables, issus de ce même foyer ; mais comment
sont-ils transportables ? Oh ! ils sont si légers les
infiniments petits, que la brise, la douce brise leur
suffit largement ; puis ils sont si nombreux, qu'il
s'en glisse partout, dans les vêtements, dans les
lettres, dans les timbres-poste, dans les livres,
partout. Et les faits les plus formidables, les plus
nombreux pourront s'élever contre ces affirmations, contre ces hypothèses : rien ne saura ébran-
ler la foi du bactériologue. D'où provient son
microbe générateur, peu lui importe. Quant à l'influence du milieu, il n'en veut même pas entendre
parler.

Ce simple exposé comparatif fait ressortir l'infériorité de la doctrine microbienne, en même temps qu'il en montre les lacunes. Je n'insisterai pas, mes lecteurs apprécieront.

Je terminerai la série des observations par la relation d'une épidémie observée par Hægler, et qui m'a paru très intéressante.

RELATION DE L'ÉPIDÉMIE DE LAUSEN, DANS LE CANTON DE BALE, OBSERVÉE PAR HÆGLER.

« A peu de distance du village, dans une ferme qu'arrose un ruisseau, le fermier et sa famille avaient eu la fièvre typhoïde en juin et juillet. Le 7 août, la maladie éclate à Lausen et sévit avec une préférence visible sur les maisons alimentées d'eau par la fontaine publique, tandis qu'elle épargne relativement les habitants qui boivent de leurs puits particuliers. Il fut démontré que les eaux publiques venaient de la nappe souterraine en communication avec le ruisseau de la ferme, dans lequel, *probablement*, avaient été projetées les déjections typhiques (Arnould, *Traité d'hygiène*). »

Argumentation. — Les efforts extraordinaires que font les microbiens pour légitimer les pouvoirs de leurs microbes, apparaissent ici, plus encore que partout ailleurs.

Ce « probablement » me semble tout-à-fait suggestif, car enfin il est infiniment plus probable que les déjections aient été jetées sur les fumiers plutôt que dans le ruisseau. Pour des fermiers et dans une ferme, cette supposition est de beaucoup la plus vraisemblable.

On a remarqué que le ruisseau était en communication avec la nappe locale ; mais cette communication ne se faisait sans doute pas autrement que par filtration, et alors combien de microbes ont dû être retenus ! D'ailleurs, les expériences très concluantes d'Uffelmann et de Karlinsky, citées plus haut, ont démontré que le bacille typhique ne pouvait pas vivre dans l'eau.

Quant à cette particularité de l'observation que la maladie sévissait avec une préférence visible sur les maisons alimentées d'eau par la fontaine publique, tandis qu'elle épargnait relativement les autres habitants se servant uniquement de leurs puits, elle ne signifie absolument rien ; elle montre seulement que les microbiens font tout, même l'impossible, pour arriver à légitimer leur théorie.

Il est, en effet, tout-à-fait inadmissible que, dans un village possédant des fontaines publiques, les habitants boivent, les uns exclusivement de l'eau de puits, et les autres exclusivement de l'eau de fontaine.

Je dirai plus, c'est que, dans un village qui possède plusieurs fontaines, la majorité des individus emploient pour leur alimentation l'eau de ces fontaines ; sans quoi il serait logique de se demander dans quel but ils les auraient fait construire. Il s'en suit par conséquent que, dans le décompte des cas de typhoïde observés dans le village, la majorité devait se trouver fatalement du côté des buveurs d'eau de fontaine, puisqu'ils formaient eux-mêmes

la majorité. Et, en fin de compte, que les conclusions tirées de ce fait par les bactériologues, ne
sont plus que ridicules.

D'après moi, le mécanisme de cette épidémie
est, bien entendu, semblable à celui que je viens
d'exposer pour expliquer mon épidémie de Compiègne, identique d'ailleurs pour toutes les épidémies.

Nous sommes en juin. L'été vient de succéder au
printemps, et avec ce changement de saison sont
survenues, dans la composition du milieu cosmique, des modifications certaines. Ces modifications
ont influé à leur tour sur les qualités des agents
extérieurs. Le premier cas sporadique se fait voir
dans la ferme, en ce moment, chez un individu
dont l'impressionnabilité, naturelle ou acquise, le
rend plus particulièrement sensible aux influences
extérieures.

Autour de lui, et pour les mêmes raisons, auxquelles vient s'adjoindre cette fois à titre de
cause adjuvante le rayonnement infectieux produit par le malade, d'autres individus sont atteints.

Telle est donc la première manifestation de
l'épidémie qui couve. Elle éclate un mois après,
dans le groupe voisin vivant dans le même milieu,
à l'instant où les propriétés des agents atmosphériques sont devenues suffisantes pour déterminer,
chez les êtres qui se trouvent à leur contact,
l'éclosion morbide.

Par conséquent, d'après ma théorie, l'épidémie
ne saurait reconnaître pour origine, ainsi que
s'affirment les microbiens, la seule contagion.

Cette proposition contraire à la logique est également contraire à tout ce que les observations nous révèlent. Nulle part, ainsi que je l'ai fait si souvent ressortir, l'hypothèse de la contagion ne s'y trouve réalisée ; nulle part on n'y rencontre cette continuité dans les atteintes, qui serait nécessaire pour la légitimer.

La peut-on trouver dans cette épidémie de diphtérie, que j'ai relatée dans l'étude des entités morbides, qui frappe les dragons et laisse indemnes les fantassins logeant dans les mêmes bâtiments ?

La voit-on dans cette autre épidémie de Senlis, qui sévit sur la garnison ét n'entame pas la population civile, vivant en son contact immédiat ? ou dans ces dernières épidémies, qui sévissant dans les corps de troupe, s'attaquent dans le même régiment, à certains escadrons, à certaines compagnies, à l'exclusion de certaines autres ?

Et peut-on la faire ressortir enfin de ces affirmations faites par tous les observateurs qu'aucune filiation entre les différents cas n'est possible à suivre, que les progrès de l'épidémie se font sans suite, et que la contagion directe est difficile, impossible à saisir ?

D'ailleurs, cette hypothèse est absolument inutile ; et je me crois en droit de trouver infiniment plus logique cette conception de deux sortes de causes : les unes générales ; provenant du milieu extérieur dans lequel les êtres vivent ; les autres spéciales, ne s'adressant qu'à un certain nombre d'individus.

Les premières créant à elles seules le milieu épidémique d'abord, et l'épidémie ensuite.

Les deuxièmes exagérant simplement les prédispositions (impressionnabilité), et n'ayant d'autre effet que d'augmenter le total de la morbidité dans le groupe qui les subit.

DE LA CONTAGION

Je ne veux pas nier qu'en certaines circonstances, l'hypothèse de la contagion paraisse à bon droit légitime ; et j'entends tenir compte de ces faits particulièrement frappants, qui nous montrent qu'un individu sain, cohabitant avec un malade, peut lui-même à son tour et en vertu du contact être frappé de la même maladie.

On pourrait toutefois arguer, que les causes qui chez le premier ont déterminé l'affection, peuvent à bon droit, sur le deuxième, vivant dans le même milieu, dans les mêmes conditions, agir de même manière.

Cependant, dans bien des cas, l'observation minutieuse fait ressortir qu'en dehors de cette question de milieu, il existe vraisemblablement autre chose, et qu'il est nécessaire de rechercher dans le concours d'un autre élément, la solution du problème.

Les microbiens n'ayant pu la trouver dans leurs organismes microscopiques, j'orienterai mes recherches vers un tout autre ordre d'idées.

Les maladies infectieuses ne sont pas les seules

à fournir des exemples de ce qu'on appelle la contagion ; bien d'autres états pathologiques qui n'ont rien à voir avec le microbe, de l'aveu même des plus fougueux bactériologues, présentent des propriétés semblables.

Les névroses, par exemple, se transmettent parfaitement d'un individu qui en est affecté à un individu sain jusqne là, et peuvent elles aussi revêtir le caractère épidémique.

Je citerai les épidémies de danse de Saint-Guy de 1374, le tarentisme qui sévit en Italie à la même époque, l'épidémie des Nonnains dans les couvents de femmes en Allemagne au XVe siècle, l'épidémie de Loudun en 1632, et les convulsionnaires de Saint-Médard en 1724.

De plus, Féré, dans plusieurs observations, signale de curieux exemples de névroses communiquées aux chiens par leurs maîtresses, devenant agoraphobes par exemple, ou ne pouvant plus supporter certaines odeurs.

Enfin, Lasègue a démontré la contagion de la folie ; et Wollemberg admet, pour expliquer cette contagion, une sorte d'infection psychique qui se produirait de trois façons différentes.

Je les cite d'après le Docteur Aubry (*De la contagion du meurtre*, page 9) ; car elles présentent pour ma cause un intérêt tout particulier.

« 1o Folie communiquée (un sujet B se laisse suggérer par un autre des idées délirantes, qui germent dans son cerveau troublé).

2o B, séparé de A, échappe à ces idées délirantes.

3o La psychose de B n'est contingente de la

psychose de A, qu'au début de la maladie ; plus tard elle, poursuit une évolution indépendante et personnelle.

4° Les psychoses, contractées isolément et d'une façon indépendante par A et par B, s'influencent réciproquement. »

Dans tous ces cas, il y a évidemment influence nuisible d'un sujet sur l'autre, de A sur B, c'est-à-dire contagion ; et pourtant, aucun élément bacillaire ne peut-être invoqué ; comment donc se produit-elle ?

Pour comprendre ce mécanisme, il faut chercher ailleurs que dans les traités classiques actuels. Il faut, laissant décidément les théories inutiles, fausses et dangereuses, s'adresser à cette *science nouvelle*, que sont en train d'édifier toute une pleïade de penseurs, Rochas, Richet, Crookes, Baraduc, Aksakoff, etc. etc. et qui écrasera, sous sa puissante spiritualité, les sophismes bactériologiques. Qu'y voit-on dès maintenant ? On y voit que l'être animé rayonne un fluide, une force, et que ce fluide, cette force, peuvent être enregistrés par des appareils de précision.

A l'état de santé, l'individu rayonne donc un fluide normal. La légitimité de cette proposition est non seulement démontrée par ces appareils de précision dont je viens de parler, mais bien aussi par toute une série de phénomènes ne relevant que de l'observation, et qui viennent eux aussi lui apporter leur contingent de preuves.

Prenons deux êtres de constitution, de tempérament dissemblables. Mettons-les en contact permanent. L'un vers l'autre, ils vont réagir par l'échange constant de leur force rayonnante ; et après un temps plus ou moins long, ils auront acquis un état général, nouveau. Chez. l'un, il se sera produit des atténuations de certains côtés, prédominants au début ; chez l'autre, il y aura augmentation d'autres côtés peu développés d'abord, et qui, par le contact, se seront peu à peu accentués.

C'est par la loi de l'équilibre des fluides, que nous enseigne la physique, et par la loi du rayonnement qui s'applique à tous les corps et qui englobe tous les êtres, que ces faits peuvent s'expliquer ; à tel point, que l'on pourrait formuler par analogie les lois suivantes :

L'influence exercée par les corps animés, les uns sur les autres, est en raison directe de la masse fluidique qu'ils émettent, et en raison inverse du carré de leur distance.

C'est par elles seules aussi, que ces phénomènes de télépathie, de suggestion, d'hypnotisme peuvent recevoir une interprétation rationnelle.

Il y a donc, d'après ce que nous venons de voir, chez l'homme à l'état normal, rayonnement d'un fluide normal.

Et maintenant, qu'il s'agisse de névroses ou bien de maladies infectieuses, le mécanisme de la contagion doit être indiscutablement le même, dans les deux cas. Les effets semblables reconnaissent pour origine des causes semblables.

Et, puisqu'il y a rayonnement normal chez l'individu à l'état normal, il doit y avoir rayonnement morbide chez l'individu à l'état pathologique. Donc, au contact l'un de l'autre, les deux forces fluidiques réagiront l'une sur l'autre, et leur résultante prendra une direction déterminée, dans le sens de la santé pour celui-ci, dans le sens de la maladie pour celui-là, suivant que le pouvoir émissif du premier aura été supérieur ou inférieur au pouvoir émissif du second.

Nous ne voyons donc plus ici le microbe agissant sur l'homme ; c'est l'être lui-même qui agit sur l'être, et qui l'influence ou en est influencé, suivant sa puissance d'émission d'une part, et, pour compléter ma théorie, suivant sa puissance de réception d'autre part.

Ainsi m'apparaît le phénomène de la contagion avec son processus commun à tous les genres d'affection, aux maladies infectieuses comme aux affections psychiques.

Oh ! j'entends bien les clameurs. Paradoxes, vont crier les microbiens ; et plus d'un sourira, beaucoup hausseront les épaules en présence de ce mélange, de cette confusion, diront-ils, de deux sortes de choses, pour eux absolument dissemblables. Mais je leur ferai dès maintenant observer, que cette dissemblance provient uniquement de l'ignorance, où ils se veulent complaire, des relations qui existent entre tous les phénomènes d'ordre morbide.

Elle est le résultat de leur méthode, qui contrairement à tous les principes scientifiques, cherche dans l'analyse poussée jusqu'à l'extrême, l'expression des lois. Les autres sciences ont dû synthétiser

pour arriver à les découvrir. La médecine microbienne, armée de son microscope, analyse, sépare,
différencie. Les faits importants, vus au travers de
ses lentilles grossissantes, lui apparaissent flous.
Les microscopiques, au contraire, s'accentuent, se
révèlent, démesurément grossis.

J'affirme donc la ressemblance, la similitude,
l'identité qui existent entre ces deux ordres de
faits ; car, en dehors de toutes considérations philosophiques, en dehors des relations que j'ai exposées plus haut, l'observation directe de certaines
épidémies démontre que les mêmes causes peuvent
produire et les maladies infectieuses et les psychoses les plus variées.

C'est ainsi que les mêmes qualités des agents
extérieurs qui font naître l'influenza, engendrent
également une recrudescence bien manifeste de
folies, de suicides, de crimes : « Il y a là, dit le
docteur Paul Aubry, dans son livre sur la contagion
du meurtre, une ambiance fouettant les disposi-
tions latentes, formant des éclats multiples, mais
indépendants les uns des autres.

Nous rentrons donc ici dans le processus général. J'ai, plus haut, insisté sur l'importance des
causes secondaires ou adjuvantes ; j'ai démontré
qu'en exagérant l'impressionnabilité des individus
vivant à leur contact et qui, sans elles, auraient
pu se soustraire aux actions des agents extérieurs,
elles parvenaient cependant à les placer sous leur
dépendance et permettaient à ceux-ci de manifester leurs nuisances.

Le rayonnement neurique peut donc agir de

même, en exaltant l'impressionnabilité de l'individu qui le subit, en l'élevant au degré nécessaire
pour qu'elle puisse être influencée de la même façon, par les agents générateurs de la manifestation
première.

Le mécanisme intime de la morbidité et de l'épi-
démicité est maintenant complètement découvert.
Le foyer générateur, c'est toujours et pour tout le
milieu atmosphérique, dont les éléments comple-
xes : pression, électricité, chaleur, magnétisme,
en perpétuel mouvement, font à l'infini varier les
qualités.

Et, dans cette infinie variation du milieu, les
diverses impressionnabilités peuvent trouver l'élément qui les fouette et qui les fait se manifester
suivant le *locus minoris resistantiæ*.

Dans ces conditions, la contagion ne nous apparaît plus comme le principe premier des manifestations épidémiques ou sporadiques, ainsi que le
soutiennent les microbiens, contrairement à toute
logique. Elle n'est même plus un rouage principal,
mais simplement un appendice, un corollaire de la
loi du milieu ; et ses effets sont nécessairement ré-
duits dans la même proportion. En réalité, donc,
la contagion est chose rare ; il faut gonfler les faits
outre mesure pour la faire apparaître aux yeux du
vulgaire, avec les proportions que lui ont données
les bactériologues.

Les temps ne sont pas éloignés encore où l'on
expliquait, par une grâce d'état, l'innocuité rela-
tive dont jouissaient les médecins, les sœurs des
hôpitaux, les infirmiers et en général tous ceux

qui se trouvaient, de par leurs fonctions, en contact direct avec les malades.

Aujourd'hui, tout est changé, et les microbiens, pour les besoins de leur cause, ont transformé sans raison aucune cette grâce en une disgrâce. Oh, certes, des médecins, des infirmiers contractent la fièvre typhoïde, contractent la diphtérie. Mais comment n'en serait-il pas ainsi ? Quelle serait la cause de l'immunité dont ils jouiraient ? Vivant dans le même milieu que les autres, pourquoi ne subiraient-ils pas, eux aussi, les mêmes vicissitudes ? Et, de plus, vivant en contact perpétuel avec les malades, il est bien naturel qu'en raison du mécanisme précédemment exposé, ils puissent parfois présenter de plus fréquentes atteintes. Mais la proportion de celles-ci n'est pas ce qu'elle devrait être, à beaucoup près, si la contagion s'exerçait ainsi que le prétendent les microbiens.

Il est intéressant de citer à ce sujet l'histoire des perruches infectieuses, qui jette un jour très vif sur les procédés qu'emploient les bactériologues pour légitimer leur hypothèse et démontrer en même temps son exacte valeur.

En 1893, la presse signalait une épidémie de pneumonie infectieuse, occasionnée, disait-elle, par des perruches. Celles-ci, d'après les savants, avaient contagionné les individus vivant autour d'elles. C'était véritablement terrifiant, et le pouvoir pathogène du bacille ne pouvait être mis en doute, après pareille aventure.

Cependant, deux années plus tard, les mêmes affirmations s'étant reproduites, le même bruit s'étant fait autour de nouveaux cas de pneumonies infectieuses observés à Versailles et à Maisons-Laffite, une enquête fut alors ordonnée.

Elle avait, sans aucun doute, pour but de démontrer que la perruche est à la pneumonie ce que l'eau est à la fièvre typhoïde.

Ce fut une véritable débâcle, qui n'influença en rien d'ailleurs la doctrine de la contagion, les bactériologues étant gens essentiellement tenaces par tempérament, ne s'émouvant nullement lorsqu'on les met en présence de leurs monstrueuses erreurs, et n'étant pas capables de distinguer autre chose que les choses microscopiques.

Voici, au sujet de ces perruches, les conclusions du docteur Rabot, président du Conseil d'Hygiène de Seine-et-Oise, chargé de l'enquête.

A Maisons-Lafitte, deux femmes, vieilles, obèses, sont mortes dans la même maison, à huit jours d'intervalle, de pneumonies infectieuses. Elles possédaient depuis un temps dont ignore la durée, une perruche qui n'est pas morte. Elle a été envoyée, le 5 décembre, au laboratoire du docteur Chantemesse, et elle s'y trouve encore à la date du 31, en bon état. Elle peut être la cause de la pneumonie des deux défuntes ; mais comment le démontrer ? Après trois semaines d'observation, je crois qu'on peut conclure négativement.

A Versailles, continue le docteur Rabot, les trois personnes, père, mère et fille, mortes récemment en quelques jours, ont succombé à une broncho-pneumonie; mais il n'y avait pas de perruches dans la maison.

En résumé, pour les cas de Maisons-Lafitte, la perruche ne pouvait être incriminée.

Pour ceux de Versailles, il n'y avait pas de perruches du tout.

Cela ne fit rien à l'affaire ; et ce furent quand même les perruches qui occasionnèrent la pneumonie, et ce sont elles qui l'occasionnent maintenant encore. C'est nécessaire pour la contagion. C'est par la même nécessité que le poulet occasionne la diphtérie, et le cheval le tétanos.

On n'ose pas penser aux maladies effroyables, que pourraient déterminer sur l'homme la girafe ou l'hippopotame et les autres gigantesques animaux, si la nature prévoyante cette fois ne leur avait donné des instincts plutôt sauvages que domestiques, et ne leur avait fait préférer le désert et les grandes forêts, où le microbe doit se morfondre, aux plus populeuses cités.

Je ne veux pas m'arrêter plus longtemps à cette lugubre vision. Je préfère de beaucoup continuer mon histoire des perruches, à mon avis bien plus récréative.

Les propriétés infectieuses attribuées aux malheureuses perruches, eurent pour résultat nécessaire de porter un coup mortel à la vente de ces oiseaux, tout le monde fuyant désormais ce volatile, aussi dangereux que bavard.

Cependant, les intérêts lésés se groupèrent, et la chambre syndicale des marchands d'oiseaux fit judicieusement observer, que dans les ports de mer où l'on reçoit ces oiseaux, le Hâvre, Bordeaux, Marseille, Saint-Nazaire, on ne signalait jamais de cas infectieux occasionnés par eux. Elle osa même rappeler que le savant M. Dujardin-Baumetz, après l'autopsie de perruches incriminées en 1891, avait purement et simplement nié leurs qualités infectieuses.

Tout ceci, répondirent les microbiens, c'est de la vieille médecine. Les perruches ne présentaient pas de bacilles en 1891, du temps de Dujardin-Baumetz, c'est vrai ; mais maintenant elles en possèdent, car l'éminent bactériologue Nocard les **a** pu trouver dans la moelle de leur os.

Il est regrettable que la Chambre Syndicale n'ait pas connu les expériences de Gamaléia, car elle aurait pu répondre victorieusement :

« Vos microbes dans l'espèce ne signifient rien, puisqu'il est démontré que plus de la moitié des humains possèdent dans leur bouche votre fameux pneumocoque et qu'ils ne s'en portent pas plus mal pour cela, ni eux, ni leur entourage. Il faudrait donc nous prouver d'abord que votre microbe possède les propriétés contagieuses que vous lui donnez, et ceci étant fait, que l'une des personnes atteintes ne possédait pas dans sa bouche, depuis longtemps déjà, le bacille infectieux et n'aurait pas contagionné de ce fait et sa femme et sa fille. »

Malgré tout, je reconnais que la Chambre Syndicale s'est mise en très mauvaise posture et qu'elle a eu grand tort de révéler son existence aux savants bactériologues ; car enfin, a-t-on idée

d'un syndicat composé exclusivement de compli-
ces de microbes, et cela en plein Paris sous l'œil
de l'Académie ? Voyez-vous ces gens en contact
perpétuel avec les bacilles de leurs oiseaux, par
conséquent eux-mêmes petits foyers d'infection,
déambulant au milieu de leurs concitoyens, d'autant plus dangereux que rien ne peut faire soup-
çonner leur dangereuse profession d'oiscleurs, et
risquant de répandre, en tous les quartiers qu'ils
traversent, l'épidémie, le deuil et la désolation !

C'est ni plus ni moins qu'épouvantable, et je
m'étonnerais fort si les bactériologues, gardiens
intelligents et vigilants de la santé publique, ne
fissent, avec le concours des pouvoirs établis, désinfecter d'abord et dissoudre ensuite cette association essensiellement microbienne.

Après cette exécution, les hypothèses de la contagion et du microbe ne pourraient plus être
mises en doute. Elles auraient eu pour elles, les
affirmations de la science, l'aide des pouvoirs publics, la sanction de la magistrature ; il ne leur
aurait manqué que la bénédiction du clergé ; mais,
pour la science matérialiste, cette lacune est
insignifiante.

Hérétique je suis donc, en ne m'inclinant pas
devant ces autorités toutes puissantes, et hérétique je reste.

Je vais même tenter d'embarrasser une fois de
plus les microbiens, en leur demandant d'où peuvent, en dehors des perruches, provenir leurs différents microbes ?

Je parle des microbes spécifiques pathogènes,
bien entendu.

Cette question nous semble d'autant plus légitime, que souvent, dans une région dont l'état sanitaire est depuis de longues années parfait, l'épidémie éclate, intense ; meurtrière, sans que l'idée d'une contagion quelconque puisse être logiquement invoquée. Je laisse, bien entendu, de côté comme puériles et amusantes, ces hypothèses de lettres, de livres contagieux, de microbisme latent, etc., etc. ; hypothèses malheureuses, autant qu'intéressées.

Le microbe spécifique peut-il provenir, peut-il tirer son existence de l'eau, peut-il simplement s'y développer ? Les expériences de Karlinsky, de Meade Bolton, de Krauss, que j'ai citées dans ma discussion sur l'origine hydrique de la fièvre typhoïde, répondent énergiquement non ; et les bactériologues sont, malgré eux, obligés de souscrire à cette désobligeante conclusion.

Les microbes spécifiques trouvent-ils dans l'air un milieu favorable à leur éclosion ou à leur conservation ?

Non encore, répondent les expériences ; car toutes les infections et inoculations faites aux animaux avec des cultures de germes de l'air, n'ont jamais rien donné, à tel point, que Miquel a pu dire très justement : « Il est évident que l'air a beau être capable de véhiculer au loin les fragments filamenteux auxquels adhèrent des germes, des débris de ᴢooglées et de colonies, les micro-organismes de même espèce, issus d'un foyer, sont bientôt immensément diffusés ; ils ne voyagent plus par légions, mais vont en divergeant, et s'isolent si bien que les humains ne sont atteints en aucune façon, ou ne reçoivent qu'un trop faible nombre d'agents virulents.

D'après Arnould (*Traité d'Hygiène*, page 329), les microbes, dits pathogènes, n'ont pas le privilège de se maintenir vivants dans ce milieu mobile; ils ne peuvent y être que très rares, et pour très peu de temps.

Enfin, les expériences les plus récentes nous ont démontré que la lumière était un agent des plus actifs de la destruction des bacilles. Et à ce sujet, un jeune microbien des bords de la Garonne, sans doute, affirme dans un des grands journaux médicaux, qui consigne le fait avec plaisir, que le rôle du soleil n'est pas tant d'éclairer et de chauffer la nature, que de détruire les microbes pathogènes. Voyez un peu, après celle-là, s'il est permis de mettre en doute l'existence de ces éléments microscopiques infectieux.

Ceux-ci, anéantis par l'eau, détruits par l'air, brûlés par le soleil, n'ont plus d'autre refuge que la terre. Voyons donc si le sol se montre plus clément à leur égard.

Tous les savants reconnaissent qu'il existe dans le sol un grand nombre de microorganismes, surtout dans la couche superficielle, à un ou deux mètres de profondeur. Cependant, malgré ses recherches les plus scrupuleuses, Frankel, dans la détermination des espèces, ne put jamais démontrer qu'il se présentât une espèce pathogène.

Ceci admis, Frankel plaça en terre des bacilles du charbon, du choléra, de la fièvre typhoïde. Il constata alors que les premiers perdaient l'aptitude au développement, à trois mètres de profondeur ; que les deuxièmes, à la même profondeur, ne les gardaient que pendant trois mois ; enfin, que les derniers, bien qu'un peu plus résistants, ne lui avaient fourni, durant les mois d'avril, de mai, et de juin, aucune culture.

Koch, Prausnitz, ensemençant le sol avec les différents microbes spécifiques, n'obtinrent absolument rien.

Et Arnould résume ces expériences, y compris celles de Chantemesse et de Vidal, par ces propositions; « les microorganismes pathogènes ne se multiplient pas dans le sol, et disparaissent rapidement.

La conservation des germes pathogènes dans le sol n'est pas plus certaine, que leur migration soit verticale, soit horizontale. Les affirmations qui se sont faites jour dans ce sens, ont d'autant plus besoin d'une démonstration directe, que toutes les recherches et les expériences régulièrement instituées, tendent à établir le contraire. »

Et ces conclusions, quoi qu'en veulent dire les bactériologues, s'appliquent à tous les microbes, y compris le *bacillus anthracis* et le *bacillus tetani*.

Enfin, pour terminer, je rappellerai les expérience d'Uffelmann et de Karlinski, lesquelles démontrent : 1° que les microbes spécifiques ne peuvent vivre plus de trois mois dans les milieux qui subissent la transformation ammoniacale, tels les fumiers, les latrines.

2° Que, même dans les selles des typhoïsants, le microbe d'Eberth lui-même ne vivait pas plus de deux à trois mois.

Il résulte donc, de tout ceci, que les éléments microscopiques appelés microbes pathogènes ne peuvent, ni vivre, ni subsister, que pendant un temps très court, dans l'eau, dans l'air, ou dans le sol.

Que ceux que l'on y découvre et qui y sont venus avec les excreta, sont employés aux phénomènes d'oxydation qui se passent en l'intimité du milieu où il se trouve; qu'ils disparaissent donc très rapidement.

Que, leur origine première ne pouvant non plus se trouver ni dans l'eau, ni dans l'air, ni dans le sol, le mécanisme des épidémies reste avec eux inexplicable.

La seule origine qu'on puisse leur attribuer, si l'on veut rester dans les limites de la logique et de la raison, est celle que j'ai indiquée : éléments organiques vivant autour de nous et souvent en nous, ne possédant par eux-mêmes aucune virulence, ils changent de formes et de propriétés au contact d'un foyer de fermentation, et deviennent ou peuvent devenir à leur tour agents de fermentation. Leur action se vérifie vis-à-vis des bouillons de culture, substances inertes; mais vis-à-vis de l'être animé, leurs propriétés ne se manifestent plus de la même manière. Je m'expliquerai tout-à-l'heure ; car il existe en cet être une force, une puissance, un principe que les anciens, eux, connaissaient, et qui continue d'exister en dépit de la bactériologie et des bactériologues. C'est toujours la force vitale qui fait changer les résultats, suivant qu'avec les mêmes agents on opère dans une cornue ou dans un corps doué de vie. Et ces différences ressortent de toutes les expériences bactériologiques, nous les avons signalées au début de cet ouvrage. Que l'on mette dans un bouillon de culture une fausse membrane diphtérique, elle y déterminera à coup sûr une fermentation semblable à celle qui l'a produite. Inoculée sous la peau d'un être vivant, cette fausse membrane n'y produira rien, le plus souvent.

Et c'est la grande erreur de la bactériologie, de la science matérialiste, de n'avoir pas voulu saisir cette distinction ; c'est la faute de la médecine, de s'être laissée envahir par la chimie, par les chimistes ; artistes des natures mortes, ne malaxant que la matière, que sont-ils venus faire dans cette science sublime qui veut étudier la vie ?

DE L'IMPRESSIONNABILITÉ

Etant donné le rôle considérable que joue l'impressionnabilité dans mon système, je crois utile d'indiquer quel sens j'attache à cette expression, et quel est, suivant moi, le caractère exact de cette propriété au point de vue physiologique.

D'après la définition, l'impressionnabilité est la faculté que possèdent, à un plus ou moins haut degré, les êtres d'être influencés par toutes les causes extérieures.

Au point de vue philosophique, c'est une des manifestations de la vie de l'être, de son individualité, de son activité. Elle est donc différente pour chaque individu, et je viens de démontrer l'importance que, suivant moi, possédait cette donnée dans l'explication des différents phénomènes épidémiques.

Ce que je veux faire ressortir maintenant, c'est la façon dont les agents extérieurs influencent cette impressionnabilité et le mécanisme qui, seul, peut expliquer ce passage de l'organisme de l'état de santé à l'état de maladie.

Serait-ce que, dans ce milieu atmosphérique et sous l'influence de causes encore inconnues, des principes spéciaux aux propriétés infectieuses viendraient parfois à se former ? Suivant moi, ce serait mal comprendre le phénomène ; ce serait, jusqu'à un certain point, retomber dans l'erreur microbienne et courir à des déceptions inévitables.

Pour son être matériel, agrégat de molécules, d'atomes, de cellules, l'individu trouve dans la matière radiante qui l'environne de toutes parts, les conditions nécessaires à leur vie propre, à leur fonctionnement normal.

Et c'est dans les énergies qui l'entourent qu'il va puiser son énergie propre ; c'est grâce à ses cellules nerveuses, qui servent d'intermédiaire entre le milieu magnétique et lui-même, que les échanges se font, que les pertes qu'il subit sont compensées par une absorption toujours égale à la dépense, et que l'équilibre se peut maintenir.

Et dès lors, si les énergies ambiantes viennent

à s'amoindrir, si les intermédiaires obligés viennent à subir des déchéances, l'équilibre ne s'établit plus. Le fonctionnement de ces cellules dont nous parlions tout-à-l'heure, de ces éléments intimes, devient anormal. L'état de maladie se constitue avec des formes vagues, mal définies, dans lequel les normalités vont peu à peu disparaître pour faire place à toute la série des symptômes morbides.

Si maintenant aucune autre cause ne surgit, qui vienne donner à cet état vague une orientation spéciale, la maladie reste indéterminée, je veux dire non localisée, telle la grippe. Que si, au contraire, des influences extérieures : le froid, le chaud, à un certain degré, etc., par exemple, viennent ajouter leur action à celle de la cause première, les localisations apparaissent et les formes se diversifient.

Ces données très simples complètent mon système, en ce sens : 1° Qu'elles légitiment scientifiquement mon hypothèse de l'unité des origines morbides ;

2° Qu'elles définissent et le rôle du milieu et le rôle des saisons ;

3° Qu'elles montrent par quel mécanisme, les cellules, ne fonctionnant plus normalement, peuvent produire des sécrétions toxiques ;

4° Enfin qu'elles expliquent, dans le phénomène biologique, le rôle essentiel de la cellule nerveuse et le sens du mot impressionnabilité.

Mais, jusqu'ici, nous n'avons parlé que de l'impressionnabilité naturelle, abstraction faite de toutes les autres causes qui, provenant de l'homme, et par le fait de son genre de vie, de ses habitudes, du milieu spécial où ses occupations l'obligent à vivre, peuvent la modifier d'une façon sensible ; car l'être animé se révèle comme une machine harmonieusement organisée, dans laquelle tous les rouages sont solidaires. Le coup qui frappe l'un d'eux a sa répercussion sur l'organisme entier, tout s'y enchaîne et tout s'y tient.

Aussi l'homme ne doit-il y porter la main qu'avec la plus prudente et la plus excessive réserve. A ce chef-d'œuvre d'harmonie, il faudrait, pour y pouvoir toucher, et le doigté de l'artiste et les connaissances divines ; mais puisque, au lieu de tout cela, nous n'avons plus à notre usage que la science des bactériologues, et les bouillons, et les microbes, et les toxiques injections ; pauvre machine, où donc vas-tu ?

Hélas ! oui, le sociologue, comme le dit M. Darsonval dans la *Semaine Scientifique*, se demande avec inquiétude ce que vaudra la descendance d'une génération inoculée de tous ces virus atténués. On peut déclarer, d'après toutes les apparences, qu'une race ainsi traitée ne saurait conserver sa vigueur et est vouée à une dégénérescence plus ou moins rapide.

Et cette question posée ne vise encore que le moindre mal, elle laisse de côté le plus grand. Quelle influence peuvent avoir eue sur l'humanité ces injections de Roux ou de Marmoreck ? Aucune, ou à peu près, car heureusement elles sont encore récentes, ont été, somme toute, très peu nombreuses, et déjà tendent à disparaître.

La grande, la terrible coupable n'est jusqu'ici
que la vaccine, la vaccine seule ; et par ses effets
funestes on peut facilement juger combien serait
épouvantable l'action exercée sur l'homme par les
virus perfectionnés que je signalais tout-à-l'heure,
si la méthode dite sérumthérapique venait à se
généraliser.

Avez-vous vu quelle extension énorme a pris,
depuis quelque dix ans, cette pratique Jennérienne :
à tout âge de la vie, on est inoculé, et cela bon gré
malgré, car les savants ne plaisantent pas. Dans
l'armée, pendant les trois ans qu'il donne à la pa-
trie, chaque soldat subit cette opération une dou-
zaine de fois pour le moins. Voilà le poison qui
corrompt la sève en ses sources intimes, qui enva-
hit les moëlles, qui fait dégénérer les races.

Oh ! bien des philosophes ont signalé ce fait avant
moi. Un savant modeste, entre tous, dont je
garde un pieux souvenir, le docteur Ancelon, avait
dès 1859 indiqué l'erreur, et qualifiait déjà de dé-
sastreuses les conséquences qu'il entrevoyait de
la vaccine. Mais tout le monde était sourd, personne ne voulait ou ne semblait comprendre. Et
plus tard, quand il me causait, quand il m'expo-
sait ses motifs, ses croyances, ses prévisions, je
faisais, par déférence, semblant d'applaudir, mais
au fond je restais incrédule. Aussi la brochure
qu'il me donna pour entraîner ma conviction,
s'en alla-t-elle bientôt garnir un des coins les plus
obscurs d'un rayon de bibliothèque. Quinze ans
après, je la reprends.

Sera-ce le sort que subira mon ouvrage? Je ne sais pas, et peu m'importe. La poussière qui recouvre le livre ne fait pas disparaître à jamais la pensée qui y est contenue; issue de l'homme, fille de l'homme, elle entendra sûrement, elle aussi, à un moment ou à un autre, sonner l'heure de la résurrection.

Mais je n'en veux pas rester à ces vagues considérations. Je veux démontrer que les faits d'observation affirment hautement le rôle essentiellement nuisible que jouent les vaccinations. Je veux faire ressortir également que ce rôle se trouve expliqué rationnellement dans ma doctrine, et que le doute ne peut plus subsister. J'ai, dès le début de mon travail, pris comme type des maladies infectieuses, la syphilis, parfaitement connue. J'ai expliqué cette préférence, en disant que le mécanisme de ses manifestations si diverses, expression d'une loi générale, devait, comme telle, se reproduire dans toutes les manifestations morbides.

Cette manière de voir se trouve immédiatement légitimée par l'observation, en ce qui concerne les accidents primaires de la vaccine et de la syphilis. Les uns et les autres sont absolument les mêmes, et après l'inoculation on constate dans les deux cas une période d'incubation d'abord, l'apparition d'une ulcération, d'une lymphangite ensuite, d'une adénite enfin. Les deux processus présentent donc des ressemblances indéniables.

Mais, puisque cette pénétration du virus syphilitique crée dans l'économie un état constitutionnel, je me demande sur quelle base scientifique on pourrait s'appuyer pour affirmer que l'autre virus ne produit pas, lui aussi, un état constitutionnel ou n'exagère pas celui que, suivant. moi, chaque individu possède.

Ma théorie, non-seulement affirme, mais explique la réalité de l'hypothèse, fait ressortir la cause des différences observées dans les manifestations, et légitime enfin les appréciations de Broussais, de Petit, de Serres, de Forget de Strasbourg, qui croyaient voir dans la vaccine la principale, sinon l'unique cause de l'accroissement des maladies gastro-intestinales.

Nous avons vu, dans la première partie de cet ouvrage (*Etude sur les entités morbides*), qu'un élément de fermentation, introduit dans l'organisme, pouvait déterminer dans les protoplasmes cellulaires au contact desquels il se trouvait, une fermentation similaire. Ceci représente le phénomène local, le fait initial, en un mot l'accident primaire.

Mais qui pourrait affirmer, après l'exemple de la syphilis, qu'il n'y ait pas d'effets lointains, que le cheminement de ces virus au travers de l'organisme entier, sans en excepter ses plus intimes profondeurs, ne l'orientent pas en de certaines directions morbides, n'exagèrent pas son impressionnabilité naturelle vis-à-vis des causes nocives qui l'entourent?

Paradoxes, vont encore dire les microbiens. Oh! que non pas; et ici je vais faire toucher du doigt

les conséquences très graves de la doctrine bactériologique, conséquences entrevues par le docteur
D'Arsonval et exprimées dans la *Semaine Scientifique.*

Une maladie, la grippe, qui ne faisait jadis son
apparition qu'à de très rares intervalles, a pris,
depuis six ans environ, un caractère bien net
d'endémicite. Son domaine est vaste, c'est l'Europe.

Tous les ans, elle apparaît sous forme d'épidémie à une époque plus ou moins fixe, faisant dans
tous les âges, dans tous les sexes, de nombreuses
victimes.

Et cette maladie singulière, sans forme déterminée parce qu'elle les peut prendre toutes, présente, dans ses manifestations diverses, des particularités qui déroutent les plus perspicaces
observateurs, qui déconcertent les plus savants
bactériologues.

Essentiellement changeante, elle se présente
tantôt avec ces allures vagues dont nous parlions
plus haut, sans localisation aucune, tantôt sous
forme d'angines avec ou sans éruption, de bronchite
ou de pneumonie, etc., etc., imprimant toujours
à ces divers états un profond degré d'infectiosité.

Quelle en est donc l'origine? Ce n'est pas ici plus
qu'ailleurs le microbe; ce ne peut pas être lui, je
l'affirme sans crainte d'être démenti par la bactériologie, car elle ne le pourrait faire qu'en se
suicidant elle-même, qu'en avouant ses erreurs,
qu'en détruisant ce qui est sa base, sa raison
d'être, la cause des succès de ses prêtres, je veux

dîre la spécificité de ses différents bacilles. Aussi
se réserve-t-elle.

Pour moi, qui n'ai pas les mêmes raisons, je
constate avec un évident plaisir, que cette diversité dans des phénomènes provenant d'une même
origine, constitue pathologiquement la preuve la
plus éclatante, la plus absolument indiscutable de
la justesse de ma théorie. Et alors, de ces prémisses
justifiées, découlent logiquement les conséquences
déjà exprimées dans le cours de mon travail.

Le virus vaccinal est la cause artificielle qui
vient ajouter ses effets à ceux de la cause naturelle,
ou, pour mieux faire ressortir ma pensée, c'est le
coup de fouet qui exagère l'impressionnabilité,
qui la rend plus sensible aux actions des agents
extérieurs.

C'est ainsi que la grippe se révèle, dans ces dernières années, comme l'expression évidente des
nuisances accumulées pendant tout un siècle d'inoculation. C'est l'échéance fatale qui, malgré tout,
est arrivée et que nous devons acquitter.

De ce que, maintenant, le virus vaccinal a pour
effet indiscutable d'orienter les économies qu'il
atteint vers les fermentations morbides, en affirmant
davantage l'état constitutionnel originel, en exagérant l'impressionnabilité, il s'en suit forcément
que des virus plus actifs, plus perfectionnés, pris
dans des milieux de fermentations organiques plus
énergiques, produiront par le même mécanisme
des effets plus violents.

C'est à ce résultat épouvantable que nous mène

la bactériologie ; et ses savants adeptes, en injectant dans nos veines, et les poisons des vaccins diphtériques, et les vaccins tuberculeux, pour ne parler que de ceux-là, reconstituent par ces manœuvres monstrueuses, en nos économies, les germes en train de disparaître des épidémies d'autrefois.

Ainsi donc, cette question des injections virulentes, en si grand honneur aujourd'hui, possède, au point de vue des origines épidémiques, un intérêt considérable.

Les différents virus agissent, non pas comme causes principales, mais comme causes adjuvantes, en exagérant, vis-à-vis des agents extérieurs, l'impressionnabilité naturelle de l'être. Cette action se poursuit pendant de longues années encore après la manœuvre première. Elle se ravive sous l'influence des opérations renouvelées.

La bactériologie, bien que science des sciences, n'aperçoit dans toutes ces pratiques qu'un seul et unique résultat. Pour la vaccine par exemple, c'est l'immunité qu'elle confère vis-à-vis de la variole. Cependant, il existe autre chose, une autre face à la question. Cette immunité est durable : cinq, sept, dix ans et plus.

Il faut donc bien admettre, pour expliquer ce résultat, qu'il s'est opéré en l'économie une fixation de ce virus, et, sous cette influence, apparition d'un état nouveau de l'organisme.

Et maintenant, va-t-on nous dire que les réactions de cet organisme modifié vis-à-vis des divers éléments dont il est entouré, vont être strictement les mêmes qu'avant la pénétration du virus, avec cette différence seule qu'il ne pourra plus jamais présenter les manifestations varioliques?

Ce serait du merveilleux, et c'est ce que nous donne pourtant cette science bactériologique, en apparence férue de précision, et en réalité n'ayant jamais pu sortir de l'empirisme le plus étroit.

Ma théorie, au contraire, dissipe le mystère, et ses enseignements sont, à ce qu'il nous semble, conformes à la logique, conformes à ce que l'observation révèle.

J'ai dit que l'état constitutionnel existant chez tous les êtres à des degrés divers, auteur des différentes maladies infectieuses, se manifestait de même façon que le syphilitique.

J'ai démontré la légitimité de ma proposition en faisant remarquer qu'elle répondait exactement à la marche suivie par les manifestations de cet état constitutionnel.

Les accidents primitifs : oreillons, rougeoles, etc., se faisant voir dans le jeune âge, les deuxièmes : typhoïdes, varioles, dans l'adolescence, et les troisièmes : tuberculoses et cancers, dans l'âge mûr et le commencement de la vieillesse, parfois.

J'ajouterai que ma manière de voir explique pourquoi la plupart de ces maladies infectieuses récidivent rarement, car, représentant les périodes d'évolution d'un même principe infectieux, et n'étant que l'expression correspondante des trans-

formations qu'il subit, il arrive qu'une période
étant passée, les accidents qui lui sont propres ne
se reproduisent généralement plus. Les accidents
immédiatement supérieurs pourront seuls prendre
naissance, s'ils trouvent dans les ambiances les
conditions qui leur sont nécessaires.

C'est d'ailleurs ce qui arrive dans la syphilis, où
les accidents apparaissent différents, suivant les
périodes où on les examine. Les secondaires ne
se montrent que peu souvent, après que les tertiaires ont apparu.

Et le mécanisme de ce phénomène est identique
pour l'un comme pour l'autre des états constitutionnels. Au fur et à mesure des transformations
du virus originel, ses manifestations sont différentes.

Dans la médecine actuelle, ces faits restent, ainsi
que beaucoup d'autres, absolument inexpliqués.
Une atteinte de fièvre typhoïde, de rougeole, de
scarlatine, immunise, nous dit-on, les individus
qui la subissent vis-à-vis des atteintes semblables.
Pourquoi? Le microscope ne l'a jamais révélé.

Les microbiens ne pourront faire autrement que
de me présenter cette objection. La marche des
manifestations infectieuses n'est nullement aussi
définie que vous le prétendez, et l'on observe des
tuberculoses, par exemple, chez de jeunes enfants.
Ceci, tout en étant réel, ne constitue pas une objection sérieuse, car il est facile de comprendre
que plus l'état constitutionnel est accentué chez un
être (qu'il le soit par hérédité ou pour toute autre

cause), plus son impressionnabilité est grande et plus vite se présentent les accidents supérieurs. C'est ainsi que les mêmes causes qui, chez un individu peu impressionnable, vont déterminer une simple angine, pourront, chez son voisin qui l'est plus, déterminer la diphtérie, etc., etc.

D'ailleurs, les mêmes choses s'observent dans la syphilis ; et dans celle réputée maligne, les accidents se succèdent rapidement, les formes supérieures apparaissent très vite. Pour en terminer avec l'objection que peuvent me faire les microbiens, je dirai que ces formes tertiaires observées dans l'enfance sont infiniment moins nombreuses que celles observées dans l'âge mur et que, somme toute, elles ne constituent que des exceptions.

Ces choses étant rappelées, le rôle du virus vaccinal apparaît très clairement. Il supprime un des termes secondaires, mais l'équilibre doit se rétablir, car le même principe qui produisait et les rhumatismes, et les varioles, et les fièvres typhoïdes, n'ayant pas cessé d'exister, il s'en suit forcément que si, par un artifice empirique, on vient à supprimer un de ces termes, ce sera suivant les autres qu'il se pourra manifester, et parmi tous ces autres, les plus proches du disparu présenteront l'exagération compensatrice. C'est ce qui explique cette exagération de la fièvre typhoïde observée par les observateurs après l'institution de la vaccine.

Et maintenant, si l'on continue sans relâche à verser dans l'économie ce principe virulent, si l'on exalte par ces pratiques répétées l'état consti-

tutionnel originel, ses manifestations s'exagère-
ront, et des formes secondaires, nous passerons
aux formes tertiaires plus fixes, à la tuberculose.

Telle est la marche obligatoire, conforme d'abord
à ce que la statistique révèle, à ce que les faits nous
démontrent. Elle concorde, ainsi que je le disais,
avec les affirmations des observateurs qui signalè-
rent, après la vaccine, l'accroissement des affections gastro-intestinales. Elle nous indique par
quel mécanisme la descendance se trouve atteinte
dans ses œuvres vives par ces injections virulentes. Qu'il me soit permis de les résumer ici, car
ces données constituent un des points les plus importants de mon système. C'est par l'exaltation de
l'impressionnabilité qu'elles déterminent chez
les êtres qui les subissent, c'est par l'exagération
en résumé, de cet état constitutionnel qui va s'affirmant de plus en plus au fur et à mesure que ces
inoculations s'adressent à des individus possédant
déjà, de par l'hérédité, des tendances morbides
exagérées, que l'on peut expliquer l'apparition,
dans ces dernières années, de cette forme infectieuse typique, résumé de toutes les autres, et
qu'on appelle l'influenza ou grippe. C'est par cette
même exagération de l'état constitutionnel originel, dont l'effet immédiat est l'exaltation de l'impressionnabilité, que l'on peut expliquer ce commencement de retour offensif des anciennes maladies disparues, je veux parler du typhus.

Et c'est par les mêmes causes, produites par les
inoculations virulentes, que l'on peut éclairer le
mystère, en ce qui concerne l'accroissement

effrayant qu'a pris de nos jours la tuberculose, dont la lèpre est une des nombreuses expressions.

Faut-il citer des faits cliniques à l'appui de ces conclusions ? L'observation nous en apporte quantité. Je citerai entre autres le cas d'un territorial, arrivé au corps en parfaite santé, vacciné dès son incorporation, puis, six jours après, présentant au niveau de l'angle de la sixième côte une douleur vive. Bientôt après, la région devient rouge, tuméfiée, la fièvre est vive, avec exacerbation vespérale, puis la fluctuation apparaît ; l'abcès est ouvert, mais la température reste élevée. L'exploration indique alors une surface osseuse dénudée. L'état général s'affaiblissant, la résection de la côte est décidée. Elle démontre que l'on a affaire à une tuberculose osseuse.

Rien dans les antécédents, que je scrutai avec soin, ne me permit de supposer chez cet homme une tendance héréditaire, ou l'action d'une contagion quelconque ; ses ascendants, ses descendants, ses proches et lui-même, jusqu'à son arrivée au corps, avaient, d'après les affirmations très catégoriques du maire de sa commune, joui toujours d'une santé parfaite.

Sur cinq malades que j'avais à soigner dans les salles de l'hôpital, deux jeunes soldats et un autre ayant une année de service, étaient atteints de manifestations tuberculeuses, les deux premiers du côté des os, l'autre du côté des poumons ; tous trois étaient robustes, absolument sans aucun antécédent spécifique, et leurs accidents avaient débuté un ou deux mois après les vaccinations.

C'est peut-être une coïncidence, va-t-on me dire. Eh, non ! car, sans compter d'autres observations de ce genre, dont j'ai pu contrôler la parfaite exactitude, elles seraient vraiment nombreuses, trop nombreuses, ces coïncidences, pour expliquer dans l'armée ce chiffre épouvantable de 316 décès par tuberculose sur un total de 495, signalé par M. Catrin dans sa dernière statistique et reproduit dans les archives de médecine militaire.

Dans le civil, entre autres hypothèses, on a lancé celles de l'alcoolisme, de la misère, etc., etc., pour expliquer cette forme tertiaire. Mais dans le militaire, ce n'est pas possible. Et nous restons frappés d'une légitime terreur devant ce fléau qui terrasse les plus jeunes, les plus forts, les plus vaillants, devant ces résultats épouvantables observés dans une population d'élite au point de vue de la santé, puisqu'elle est l'expression de trois examens médicaux des plus sérieux : le conseil de révision, la revue de départ et l'examen au corps.

Veux-je dire qu'il faille supprimer la vaccine ? Oui, certainement ; mais, comme il serait difficile de passer tout d'un coup de l'engouement au mépris, comme il serait presque impossible de supprimer radicalement cette pratique entrée dans les mœurs, je demanderai pour le moment que l'on veuille bien lui enlever son caractère obligatoire ; je réclamerai du praticien la prudence la plus excessive, et je limiterai à une seule les vaccinations qu'il peut faire, avec possibilité, toutefois, de la renouveler dans les cas de légitime défense, lorsque les conditions de milieu auront déterminé, dans une localité, l'apparition de la maladie. Exécutées dans l'enfance, elles pourront déterminer l'apparition de manifestations morbides de même degré que la variole. Mais elles ne seront pas, dans la plupart des cas, suffisantes pour déterminer sur la généralité, les affections fixes du terme supérieur. Quant à ces inoculations répétées, ce sont elles qui conduisent à ces résultats, ce sont elles qu'il est urgent de supprimer au plus vite.

Ce que je viens de dire pour la vaccine s'applique, bien entendu et à plus forte raison, aux injections du sérum de Roux, car celui-ci semble plus actif, et les accidents qu'il détermine peuvent revêtir un caractère de gravité extraordinaire.

Je ne veux pas parler des cas de mort qu'il a occasionnés, car la liste en serait trop longue.

A titre d'exemple seulement, je citerai le dernier cas mortel ; c'est le plus retentissant, en raison même de la qualité de celui qui en fut l'auteur irresponsable, parce que trop crédule. Et je le citerai tel que nous le retrace l'*Indépendance médicale* du 22 avril 1896, pour ne rien lui enlever de sa douloureuse simplicité.

« Il y a peu de jours, M. le docteur Langerhaus, professeur de clinique à Berlin, ayant eu à soigner un malade atteint de diphtérie, jugea opportun de prendre des mesures prophylactiques et injecta à son enfant, absolument sain, 10 cc. de sérum de Behring.

« Cette mesure prophylactique eut un effet terrible, car, deux heures après cette inoculation préventive, l'enfant succomba empoisonné.

« Le sérum provenait de Behring lui-même et était essentiellement pur. »

Et dire que les bactériologues avaient proclamé partout, dans toutes les feuilles scientifiques, toutes absolument à leur dévotion, que le sérum de Roux possédait des propriétés immunisantes ! Cette affirmation, ils l'ont faite partout, tout le monde l'a entendu et aussi l'on tombe d'étonnement en présence de cette explication qu'ils donnent du malheureux accident que je viens de signaler.

« Le sérum injecté par M. le professeur Langerhaus à son pauvre enfant avait été fourni par M. Behring lui-même. Il provenait d'un animal longuement immunisé, et par comble de malheur il fut inoculé à un être qui n'était pas en puissance de diphtérie.

« C'est pour cette double action : action antitoxique trop puissante d'une part, et absence d'infection diphtéritique d'autre part, que ce résultat épouvantable est survenu ».

Eh bien ! mais il me semblait que pour immuniser quelqu'un, il ne fallait pas attendre que ce quelqu'un fût en puissance de la maladie dont on voulait le préserver. En vérité, j'aime mieux encore la théorie de la phagocytose ; elle, du moins, excite le rire franc, sans arrière-pensée. Mais ce n'est pas tout, et les microbiens se sentant obligés de donner une explication plus sérieuse, nous ont servi ce petit supplément à la première :

« Nous ne pouvons mieux comparer, disent-ils, cette influence désastreuse de l'injection Roux sur des organismes exempts des toxines diphtériques, qu'à cette autre influence qu'exerce l'iodure de potassium sur les individus non atteints de syphilis.

« Chez ceux-ci, quelques centigrammes seulement sont péniblement supportés, alors que, dans le cas contraire, une dose bien plus forte ne détermine aucun accident. »

Ceci dépasse toute mesure, et l'on serait en droit de croire, en présence de pareilles affirmations, que les bactériologues et écrivains officiels prennent les modestes praticiens, lecteurs de leurs articles, pour de très novices étudiants. Ne voudraient-ils pas nous faire croire que l'iodure de potassium est devenu un alcaloïde des plus puissants, depuis leur désastre de Berlin ?

Nous connaissons tous, cependant, les accidents que peut parfois déterminer chez les individus, qu'ils soient syphilitiques ou non syphilitiques, l'iodure de potassium ; ils sont légers, très légers même. Et nous savons aussi qu'en dehors de la syphilis, nombre d'affections sont traitées par ce médicament à la dose supérieure au gramme, sans produire le moindre accident. A quoi peuvent donc servir de pareilles exagérations, sinon à démontrer l'excessive faiblesse de la doctrine microbienne ?

Mais il est inutile d'insister sur des observations de cette valeur, les hommes sans parti pris les jugeront comme elles le doivent être. Par contre, je m'appesantirai d'avantage sur les accidents en général que produisent les poisons de Roux,

car ils légitiment non-seulement ma théorie, mais
mes dernières conclusions.

Contrairement au virus vaccinal qui, semblable
au syphilitique, s'installe sournoisement et ne manifeste ses effets que plus tard, empêchant ainsi de
saisir la relation qui existe entre la cause et l'effet,
le sérum de Roux se manifeste bruyamment,
par une exagération dans la température, par des
arthropathies, c'est-à-dire, en réalité, par des inflammations articulaires, par des éruptions de formes diverses, scarlatineuses, erythémateuses, purpuriques, par de l'albuminurie, de l'anurie, des
convulsions, et la série se termine, ainsi que
nous venons de le voir, trop souvent par la mort.

Les conséquences de cette malfaisante pratique
sont indéniables. Je les trouve inscrites dans les
journaux médicaux, et sous la rubrique : Séance
de la Société médicale des hôpitaux.

Dès l'instant, je veux tout simplement faire remarquer que ces accidents : fièvre, arthropathies,
albuminurie, éruptions cutanées, de toutes formes
et de toutes dimensions, sont les expressions générales de toutes les maladies infectieuses, et comme
elles proviennent, dans le cas particulier, du
même virus, j'y trouve une fois de plus la confirmation clinique et expérimentale de ma théorie.

En présence de ces accidents, indiscutables cependant, parce que vus et revus, les microbiens
veulent ergoter quand même.

Ces injections, assure un microbien, ne peuvent déterminer l'albuminurie ; pourquoi ? Parce
que, répond le savant, « la bactériologie affirme

que cette affection ne rentre pas dans le cadre des
accidents du sérum ; parce que, dit cette science,
l'antitoxine, ennemi de la toxine, loin d'offenser le
rein, le couvre, tout au contraire, de sa tutélaire
protection. J'ai beau vouloir rester sérieux quand
je lis cette bactériologie et les productions des bactériologues, je ne le puis absolument pas ; toujours
l'ombre de Molière m'apparaît riant follement.
Docteur, dit l'un de ses personnages, votre malade
vient de mourir ; c'est impossible, répond gravement cet ancêtre des bactériologues. Hippocrate
assure que ces sortes d'affections ne se jugent
qu'au 9e jour et nous n'en sommes qu'au 4e ; donc
il ne peut pas être mort. Le cas que je viens d'exposer est la reproduction exacte de cette scène de
l'amour médecin.

Le rôle de Marinette est ici tenu par un savant
siégeant dans l'assemblée, lequel répond immédiatement par une série d'observations dans lesquelles l'albuminurie inexistante auparavant apparaît
six heures après l'injection de Roux.

D'autres bactériologues éminents, pour atténuer
ce coup droit porté à la sérumthérapie, affirment
que le streptocoque seul, lorsqu'il est associé
au bacille de Lœffler, produit les accidents postsé-
rumthérapiques. Le cas mortel que j'ai relaté plus
haut observé chez un enfant sain et par conséquent ne possédant pas en lui le streptocoque démontre immédiatement la valeur de l'affirmation.
Mais de plus, comme j'ai démontré que le streptro-
coque devait le plus souvent exister ainsi que les
autres microbes dans les lésions infectieuses, il

s'en suivrait que l'injection de Roux d'après les
dires mêmes de ses partisans serait le plus souvent dangereuse.

Voici d'ailleurs une statistique du professeur
de Ranke qui ne laisse aucun doute sur la légitimité de mon affirmation. Sur 27 cas de diphtérie,
il trouve 24 fois le streptocoque. La méthode sérumthérapique serait donc d'après les affirmations
classiques dangereuses 24 fois sur 27. A 3 près
nous sommes absolument d'accord.

Ces accidents infectieux aigus, survenant à la
suite des injections, sont l'expression évidente de
ce coup de fouet dont je parlais, qui exaltant les
tendances constitutionnelles prépare l'économie
à des manifestations plus graves, à des productions plus fixes. Encore si les effets curatifs de
ce sérum étaient indiscutables, si les guérisons
nombreuses, signalées par les statisticiens intéressés, étaient bien réelles et non le seul produit
d'un savant agencement de chiffres, n'y aurait-il
que demi mal.

Car le présent serait sauvé, si l'avenir était com-
promis. Malheureusement il n'en est rien.

La lecture des différents journaux médicaux
est éminemment suggestive à ce sujet. On y relève
le procédé mathématique employé par les microbiens pour éblouir et pour tromper la masse des
praticiens que leurs occupations empêchent de
contrôler la parole des maîtres. Il est unique et
le voici dans toute sa simplicité.

Lorsque les microbiens veulent démontrer l'action bienfaisante qu'exerce une de leurs injections

sur une maladie déterminée, ils exagèrent d'une façon incroyable, le nombre des cas fournis par cette maladie, en y faisant entrer toutes les formes légères, qui auparavant comptaient en d'autres groupes et qui guérissaient seules. Il est dès lors de toute évidence que dans les tableaux comparés, exprimant l'un, la morbidité d'autrefois sur le groupe restreint, l'autre la morbidité actuelle sur le groupe exagéré, le pourcentage établit une différence toute en faveur du dernier, car la morbidité y a diminué proportionnellement à l'exagération factice qu'il présente.

Et alors, c'est à la méthode nouvelle que l'on doit cette atténuation, et les bactériologues triomphent bruyamment, ils ont sauvé l'humanité ; le bacille existe, les résultats l'ont prouvé. La sérumthérapie est la véritable bienfaitrice. Oh mères ! les cyprès sont désormais flétris, les lauriers seuls vont maintenant fleurir et vous en tresserez des couronnes pour les vainqueurs du microbe.

Et je n'ai rien affirmé qui ne soit scrupuleusement réel ; c'est une œuvre de vérité que j'ai voulu entreprendre et je la poursuivrai jusqu'au bout, donnant en gage de ma sincérité, de ma conviction, de ma certitude absolue et la douce tranquillité que je pouvais rêver, et l'avenir que je pouvais avoir.

Voici donc, à l'appui de ce que je viens de dire, le témoignage du savant médecin de l'hôpital Trousseau, relaté dans le journal des praticiens du 15 février 1896 :

« L'abaissement du chiffre de la mortalité est

sensiblement le même que dans les statistiques de mes devanciers, il varie un peu suivant les mois. Cependant il serait injuste de vouloir superposer cette statistique pour 1895 aux statistiques des années antérieures, dans lesquelles la mortalité s'est élevée à Trousseau jusqu'à 40 ou 50 0⎸0.

« J'ai eu plus de 1.400 enfants diphtériques en 1895, au pavillon Bretonneau, tandis que les années précédentes le chiffre des présences n'excédait pas 800 ou 900 au plus.

« La bactériologie a donc introduit dans mon service un bon nombre de diphtéries légères qui n'étaient pas classsées autrefois sous cette étiquette.

« Il paraît impossible, en effet, que le nombre des enfants atteints de diphtérie ait presque doublé d'une année à l'autre.

« Si le mouvement fût resté le même dans mon service que les autres années, si les cas graves eussent été reçus comme autrefois, il est probable que le chiffre de notre mortalité eût été, à peu de chose près, le même que pour les premières statistiques. »

Le procédé quasi frauduleux que les bactériologues emploient pour leur statistique et que j'ai indiqué plus haut se trouve donc complètement vérifié par le savant professeur de Trousseau. Ses conclusions sont les miennes, elles peuvent se résumer ainsi :

La mortalité de la diphtérie est aujourd'hui la même qu'autrefois. On peut par ce qui précède ajouter que cette mortalité vient maintenant s'ajouter à celle produite par l'agent médicamenteux inventé pour diminuer la première.

L'injection Roux est un danger pour le présent. Elle prépare des catastrophes dans l'avenir. C'est ainsi que je l'ai démontré une des sources les plus actives de la dégénérescence de la race.

Un bactériologue éminent, après un compte rendu incomplet de mon travail précédent, je dis incomplet, car il avait, involontairement sans doute, oublié de relever les erreurs énormes que j'avais signalées au passif de sa doctrine, s'écriait ironiquement : Et dire que M. Boucher nous promet de critiquer la sérumthérapie dans un prochain travail. Peut-on rêver pareille monstruosité ?

Je pense que ce savant microbien doit être largement satisfait et que je lui ai fourni la matière d'une discussion intéressante sinon d'une réfutation facile.

Bien que la question de ce liquide meurtrier, de ce philtre empoisonné, soit à mon avis définitivement résolue, je crois devoir ajouter que si le sérum de Roux avait la plus petite valeur thérapeutique, il serait impossible de comprendre comment ces pratiques d'un autre âge, tubage et trachéotomie, pourraient toujours être en usage et comme autrefois encore être dans les cas vraiment graves *l'ultima ratio*.

Chose bizarre, les savants microbiens font rentrer dans les succès relevant de la sérumthérapie, ceux qui sont exclusivement dus à la trachéotomie. C'est encore une manière de faire valoir le procédé. Voici une observation que je recommande à mes lecteurs, car elle mérite à tous égards d'aller rejoindre la série inépuisable des joyeusetés microbiennes.

Un enfant présente une diphtérie non douteuse, l'examen bactériologique a démontré l'existence du bacille spécifique. Une première injection de Roux ne fait absolument rien, les symptômes vont s'aggravant, une deuxième ne donne pas de meilleurs résultats, l'enfant se trouve à toute extrêmité. L'ancien procédé s'impose, les médecins font la trachéotomie et aussitôt l'état s'améliore, la respiration devient facile, le malade est sauvé. D'innocentes personnes s'imagineront sans doute que ce fut à la trachéotomie, que l'on rapporta ce succès. Point du tout. Les bactériologues nous affirmèrent que dans ce cas le sérum de Roùx n'avait fait son effet qu'après l'opération. Cette conclusion se trouve développée tout au long dans le journal médical et avec le soleil qui est bien plutôt fait pour tuer les microbes que pour éclairer et pour chauffer le monde, nous possédons deux perles d'une valeur inestimable.

DE LA SÉRUMTHÉRAPIE AU POINT DE VUE DE LA RAGE

Pendant que j'en suis à divulguer les procédés employés par la science officielle, je me permettrai de causer de la rage. Bien que cette question des injections antirabiques commence à faire sourire bien des savants de la capitale, elle est, paraît-il, encore fort en honneur dans quelques centres intellectuels éloignés. Il peut donc y avoir quelque utilité à mettre les choses au point. Les statistiques établies à ce sujet et qui se trouvent dans le *Traité de Médecine* publié par Charcot (t. I, p. 593) nous démontrent et nous disent que de 1850 à 1876, il y eut en France, durant cette période de 26 ans, 770 individus tant mordus par des chiens enragés que devenus enragés eux-mêmes.

Il est bien évident que tout individu mordu ne contractant pas pour cela la rage, la statistique indiquée plus haut ne nous fait pas connaître le nombre des individus atteints par des animaux enragés. Cependant, étant donné que l'on admettait autrefois le chiffre de 40 0/0 comme représentant le nombre des cas mortels, nous pouvons très facilement en déduire avec une approximation suffisante le total des gens mordus, par des animaux véritablement enragés, durant cette période de 26 ans. La simple règle de trois nous conduit au résultat désiré. Si dans 26 ans nous avons eu à enregistrer 770 cas de rage, dans une seule année nous en aurons eu 30 environ et maintenant puisque 100 morsures nous donnent 40 cas mortels, 30 de ces cas correspondront à 75 morsures.

Avant 1886, on admettait donc, d'après les résultats d'une longue observation, qu'il y avait par an en France 75 personnes atteintes par les morsures d'animaux enragés, lesquelles fournissaient en moyenne à peu près 30 décès ; ceci me paraît en même temps conforme à ce que nous enseignent les statistiques de cette époque absolument inattaquable au point de vue mathématique.

Or, voici que dans la seule année qui marque la fondation de la fameuse maison, en 1887, ce ne sont plus seulement 75 personnes qui sont mordues, mais bien 1776. Puis les chiffres vont en augmentant et déjà en 1889, 1,839 personnes se trouvèrent, d'après les assurances des microbiens intéressés, en réel danger de rage ; ce qui revient à dire que tout d'un coup et par le seul fait de la présence d'un établissement anti-rabique, les chiens enragés se mirent à mordre 30 fois plus qu'auparavant.

En présence de ces résultats indiscutables, tout être qui a le plus léger souci de sa propre conservation, doit lancer vers le ciel sa plus ardente prière pour qu'il le débarrasse le plus promptement et par tous les moyens possible de ces instituts dangereux.

Cependant les microbiens pour expliquer leur exagération veulent bien nous indiquer qu'avant eux, avant 1887, la statistique de la rage ne se faisait pas d'une façon satisfaisante. Voici qui est encore tout à fait extraordinaire, car nous sommes ici en présence de l'affection la plus facile à statistiquer, parce qu'elle est la moins nombreuse et la plus épouvantable. Jamais un cas de rage ne passe inaperçu où qu'il se produise. Il s'ensuit donc que l'on a toujours pu savoir exactement les décès causés par cette maladie, qu'en réalité on les a toujours su et que les bactériologues, au lieu de nous fatiguer avec leurs pour cent, aussi faux que microscopiques, auraient fait plus facile aussi bien que plus franche besogne, en nous disant tout simplement : avant 1887 nous avions en France 30 décès par suite de rage ; depuis cette époque, et grâce aux injections antirabiques, nous n'en avons plus que tant. Comparez les résultats. A mon avis, ils ne doivent pas être fameux, surtout si l'on songe qu'en 1889 et dans le seul département de la Seine il y eut malgré l'Institut 6 décès de ce genre.

En fait, les conclusions classiques, au lieu de nous fournir des différences nettes, ainsi que je viens de le demander, nous embrouillent dans des calculs infinitésimaux.

Avant le virus antirabique, disent-elles, sur 100 individus atteints, il en mourait 40, depuis il n'en meurt plus qu'un nombre insignifiant 1,3 et même 0,50.

Il est facile de démontrer que ces affirmations sont sciemment fausses et qu'avant la vacciné le pour cent était pour le moins aussi faible qu'aujourd'hui.

Je reprends les chiffres phénoménaux que nous indiquent les microbiens et je dirai : Puisque depuis 1887, époque à laquelle les statistiques sont bien faites, les nombres exprimant les morsures par an varient entre 1.800 et 2.500. Il faut qu'avant 1887, ces nombres se retrouvent dans des proportions semblables, les chiens ne mordant pas plus autrefois que maintenant, il s'ensuit donc que les 29 à 35 personnes décédées signalées par les statistiques anciennes correspondent à des nombres de personnes mordues identiques à ceux que les maîtres de la nouvelle science veulent bien nous déclarer exactes: 1.800, 2.000, 2.500. Et dans ces conditions nous voyons qu'autrefois, les pour cent de la mortalité par la rage auraient dû s'exprimer, ainsi que s'expriment ceux d'aujourd'hui, par les chiffres microscopiques 1,3, 1,1, 0,50, 0,25, etc. non par 40 0/0.

Et de ceci l'on peut conclure avec les bactériologues qu'avant 1887, on ignorait absolument l'art d'accommoder une statistique.

Au fond c'est toujours le même truc grossier qu'ils emploient et qui consiste à exagérer d'une façon extraordinaire le nombre des cas sur lesquels ils veulent faire porter leur pourcentage. Ainsi dans le cas particulier, tout individu mordu par un chien, par un chat, l'était par un chien, par un chat enragé et rapidement expédié vers l'Institut antirabique.

Ce voyage était obligatoire et absolument indiqué par médecins ou vétérinaires que l'on venait consulter pour une morsure, d'où qu'elle provînt. Car, d'un côté les lésions de la rage ne pouvant même pas être relevées par l'autopsie, et d'un autre côté puisque le vaccin ne possédait que des vertus curatives, il s'ensuivait qu'en tout état de causes et pour mettre à l'abri sa responsabilité, le praticien était obligé d'envoyer son malade à Paris ; c'est ce qui ressort de l'observation suivante.

Dans une petite ville où je tenais garnison, un enfant est mordu par un chien. Le vétérinaire consulté au sujet de l'animal répond évasivement ; le blessé est dirigé immédiatement sur l'Institut. Comme je demandais au vétérinaire si le chien était réellement atteint de rage, voici ce qu'il me répondit : « Je n'en sais rien et pour l'instant je ne le puis affirmer, mais vous comprenez que je ne veux pour rien au monde engager ma responsabilité. En évacuant l'enfant je me mets complètement à l'abri et tous mes confrères feraient et font dans les cas semblables, ainsi que je viens de faire.

Mais ce n'est pas tout, dans ces jours où tout était à la rage, dans ces époques sombres pour la race canine, dont les divers représentants qu'ils fussent du peuple ou de noblesse, ne sortaient plus qu'enchaînés, muselés, la moindre égratignure survenue on ne sait d'où, devenait chez les imaginatifs, essentiellement suspecte : n'avait-elle pas été faite par un animal atteint de rage? Et alors dans tout l'entourage ce n'était plus qu'un cri : qu'on le conduise à l'Institut.

Je fus appelé un jour en toute hâte chez une dame, je la trouvai très alarmée, car elle venait d'apercevoir une éraflure sur le visage de son domestique, qui avait, un instant auparavant, joué avec le chien de la maison. De là, frayeur extrême de la maîtresse.

Baptiste vous avez été mordu, ne me dites pas le contraire, je l'ai vu, oui, très bien vu ! Je suis sûre qu'il est enragé, voilà plusieurs jours qu'il ne mange pas. Et Baptiste avait beau dire que son rasoir seul avait fait l'égratignure, la dame ne voulait rien entendre. Je vous répète que je l'ai vu vous mordre. Ses accents étaient si sincères, sa frayeur si véritable, que la suggestion se faisait et que Baptiste désireux peut-être d'aller faire un tour à Paris paraissait ne plus savoir au juste lequel du rasoir ou du chien avait bien pû l'endommager. Il se décidait pour le chien et s'en allait à l'Institut, lorsque j'arrivai pour le retenir. Ce fut un succès de moins à l'actif de cet établissement.

Sans tenir compte de ces imaginatifs, en nombre heureusement peu considérable, nous pouvons diviser les personnes traitées dans une année en deux groupes. Celles qui ont été véritablement mordues par des animaux véritablement enragés; c'est le nombre de beaucoup le moins considérable, puisqu'en réalité il n'y en a pas 100 par an.

Celles qui ont été mordues par des animaux non enragés, c'est le nombre de beaucoup le plus considérable, de 1.600 à 1.700.

Dans ces conditions, et si l'on veut se rappeler les décès causés par le vaccin du croup réputé lui aussi inoffensif et préservateur, le savant honnête et consciencieux devra s'appliquer logiquement, non plus à rechercher seulement le pour cent des personnes mordues par des animaux enragés traités à l'Institut spécial et mortes de la rage, mais à établir également le pour cent des personnes non mordues par des animaux enragés traitées à l'Institut et mortes également de la rage par suite des inoculations.

La valeur réelle du vaccin antirabique apparaîtrait alors dans toute son horreur.

Après tout, je m'étonne que les savants expérimentateurs ne se soient pas recueillis en présence de certains succès négatifs qui ne laissent place à aucun doute. Je veux parler de l'insuccès absolu du traitement, lorsqu'il s'adresse à des individus mordus par des animaux réellement enragés, loups, chats, etc.

L'explication qu'ils en donnent n'a même pas pour elle le plus étroit bon sens. On la comprendrait à la rigueur si les accidents se faisaient voir immédiatement ou presque immédiatement après la morsure.

Mais comme ils apparaissent le plus souvent après que le traitement est terminé, alors que le vaccin, que l'antitoxique, s'il eût été réellement vaccin ou antitoxique a eu tout le temps de produire les effets merveilleux qu'on lui prête, sa valeur réelle est plus que suspecte, et c'est autorisé par ces lamentables échecs que Michel Péter écrivait dans une lettre préface : « Voyez où mènent les abus de cette thérapeutique expérimentale. Durant la courte apogée de la soi-disante vaccination antirabique (apogée trop longue pour la science et la vérité), on ne songeait plus à se faire cautériser, ce qui est cependant le meilleur moyen de se préserver de la rage. Au moins particularité des plus intéressantes, l'insuccès retentissant autant qu'homicide des inoculations de Koch va de nouveau attirer l'attention sur l'insuccès non moins absolu des inoculations antirabiques et nous serons ainsi délivrés de toutes ces inondations de virus ! »

Hélas ! ces espérances ne se sont pas encore réalisées, l'inondation gagne toujours. Des croix, des

prix, des récompenses de toutes sortes, de tout ca-
libre, sont décernés par la science officielle à ses
vaccinateurs on peut dire à ses sacrificateurs. Partout des établissements sont créés où l'on injecte
dans les veines des humains des virus de toutes
sortes, et l'enthousiasme décroît à peine. Il faudra
les catastrophes inévitables pour faire rentrer
dans le néant d'où ils n'auraient jamais dû sortir
les bactériologues et la bactériologie.

RÉSUMÉ DES DEUX SYSTÈMES, RATIONNEL ET BACTÉRIOLOGIQUE

Avant d'énoncer ce que je crois être les lois des
épidémies, il me semble utile de résumer mon système dont les différentes parties se trouvent exposées, d'abord dans mes recherches sur les entités
morbides, et ensuite dans ce dernier travail, puis
de le comparer au système microbien, afin de permettre à mes lecteurs sans parti pris de juger en
toute connaissance de cause.

. Je pars de ces faits d'observation indiscutables ;
que tous les êtres présentent à un moment
donné de leur existence des phénomènes morbides de même forme, de même nature, qui si ils
se distinguent par les noms divers qu'on leur a
donnés, se ressemblent néanmoins, se rapprochent,
s'identifient grâce au caractère spécial qu'ils possèdent tous. Je veux parler du caractère infectieux.

Que ces manifestations n'apparaissent pas à des
époques indéterminées, mais bien à certaines périodes de la vie. Qu'ainsi ce qu'on appelle les oreil-

lons, les rougeoles, les scarlatines, la diphtérie,
les fièvres typhoïdes se font voir plutôt dans l'enfance et l'adolescence.

Que les tuberculoses et le cancer s'observent
plutôt durant la fin de l'adolescence, l'âge mûr et
la vieillesse.

Que les premières s'attaquant aux muqueuses,
aux séreuses, aux glandes, les deuxièmes se carac-
térisant par des productions spéciales dans les tissus des organes, il en résulte que nous nous trouvons en présence d'un état général morbide semblable à l'état syphilitique, présentant comme lui des
accidents primaires secondaires et tertiaires, et reconnaissant comme lui aussi pour auteur un principe infectieux unique.

Mais de même que l'élément infectieux syphilitique, étant donné les conditions absolument spéciales dans lesquelles il se manifeste, ne peut être
engendré que par l'organisme, ne peut avoir son
origine qu'en l'organisme et non pas provenir d'un
élément quelconque situé en dehors de lui; de
même, on est obligé d'admettre que le principe morbide, auteur des affections infectieuses,
ne peut être, lui aussi, qu'une production de l'organisme placé dans certaines conditions.

Ces deux principes infectieux sont les éléments
fondamentaux, si je puis m'exprimer ainsi, de
deux constitutions, l'une originelle que possèdent
tous les êtres, puisque tous présentent ou peuvent
présenter à un moment ou à un autre les manifestations morbides qui lui sont propres, et que
j'ai appelé la constitution rhumatismale. L'autre

acquise ne s'observant par conséquent que sur un nombre restreint d'individus, c'est la constitution syphilitique.

Celle-ci n'est donc, en résumé, qu'une modification de la première, qu'une constitution bâtarde en un mot, caractérisée par la présence en un même organisme des deux principes infectieux qui, séparément évoluent, mais qui s'influençant réciproquement, et ajoutant leur action, impriment d'une part aux accidents qu'ils déterminent, un caractère d'une gravité spéciale; de l'autre, à l'organisme une impressionnabilité plus grande. C'est le rôle de tous les virus, de tous les éléments de fermentation organiques introduits dans l'économie ; qu'ils se nomment vaccins, sérums anti-diphtériques, anti-tuberculeux, anti-cholériques, etc., etc.

Et maintenant le principe infectieux qui existe à l'état latent dans tout organisme doit se trouver influencé par toutes les causes qui impressionnent ledit organisme.

Ces causes ne peuvent provenir que de deux sources, soit de l'organisme lui-même qui profite ou pâtit suivant les conditions de bien-être ou de misère dans lesquelles il se trouve placé, soit du milieu extérieur dans lequel il évolue, par lequel il est entouré de toutes parts et dont les incessantes variations font sans cesse varier les qualités. Ce rôle que joue le milieu est de beaucoup le plus important, et c'est en lui qu'il convient de rechercher l'origine de toute explosion épidémique.

Quant au mécanisme intime qui fait passer l'organisme de l'état de santé à l'état de maladie, il peut s'expliquer très simplement en tenant compte des données scientifiques nouvelles. L'homme, ou mieux l'être en général, rayonne un fluide une force, et tout acte de sa vie se traduit par une déperdition de cette force, de ce fluide que l'on appelle fluide nerveux, force neurique, fluide vital. Pour que la santé existe il faut qu'il y ait recette égale à la déperdition, que ces deux termes s'équilibrent.

Et cet équilibre s'établit grâce à ces éléments nerveux ganglionnaires en lesquelles l'école actuelle ne veut voir qu'une source de sensibilité. Ce n'est qu'une de leurs propriétés ; car leur rôle principal est de servir d'intermédiaires entre le milieu extérieur et l'individu.

C'est dans ce vaste réservoir où les forces magnétiques électriques etc. se trouvent combinées qu'ils vont chercher les éléments, le fluide vital nécessaires pour le fonctionnement de la machine.

Dans ces conditions il peut donc arriver deux choses : Par le fait du surmenage, de la fatigue, des privations, de la misère en général, ces organes intermédiaires peuvent subir des déchéances et alors leur fonctionnement ne se faisant plus normalement, la recette peut devenir de ce fait inférieure à la dépense, l'équilibre ne se peut plus établir. Ou bien les intermédiaires restant intacts, ce sont les qualités du milieu extérieur qui viennent à changer par suite d'une dépression, par exemple, et alors les organes intermédiaires ne trouvent plus dans ce milieu la quantité fluidique néces-

saire pour réparer les pertes subies par l'être.
Dans le premier cas, nous avons des cas sporadiques, dans le deuxième, les épidémies ; car, dans
l'un comme dans l'autre cas, le principe morbide
constitutionnel trouve les conditions nécessaires
et suffisantes pour faire son apparition. J'ajouterai
que ces données expliquent très simplement pourquoi l'agglomération d'individus dans un espace
trop restreint, donne naissance aux épidémies.

Maintenant dès que le principe infectieux a pris
naissance par le mécanisme que je viens d'exposer,
si les particularités propres aux saisons, froid,
chaud, etc., si les habitudes, le genre de vie des
êtres ont établi en un point quelconque de leur
organisme, des lieux de moindres résistances, ce
sera en ces points spéciaux qu'il se manifestera,
que les localisations pourront s'établir, que les fermentations organiques se produiront.

Dans les autres cas nous n'observerons que des
formes vagues sans caractère précis, telle la
grippe

Le milieu extérieur est donc la source véritable de la santé ou de la maladie et comme les variations qu'ils présentent se font le plus souvent
suivant une certaine gradation, que d'un autre
côté l'être possède en lui ainsi que le démontrait
le savant russe dont j'ai exposé la doctrine des
forces vives de réserve, il en résulte que l'économie
ne passe pas brutalement de l'état de santé à l'état
de maladie. L'individu se trouve pendant un temps
plus ou moins long orienté simplement dans le
sens de la morbidité, de telle façon que les causes

nocives venant à cesser, tout peut rentrer dans l'ordre sans qu'il puisse se rendre compte du danger auquel il vient d'échapper.

Que si, au contraire, elles se continuent ou si placé sous cette imminence morbide, l'être vient par des excès, des fatigues, celles d'un voyage par exemple à exagérer ces tendances, la maladie apparaîtra. Telle est, suivant moi, l'explication rationnelle du phénomène qui a donné naissance dans la théorie microbienne à l'hypothèse insoutenable du microbisme latent.

Ce résumé de mon système permet de voir de suite à quelle simplicité se réduit cette science médicale si embrouillée, si tortueuse, si incompréhensible, si essentiellement empirique. Nous ne nous trouvons plus en présence de ces milliards d'entités, oreillons, rougeoles, rubéoles, scarlatine, diphtéries, pneumonies, érysipèle, etc. etc., toutes éminemment différentes, possédant chacune leurs mystères propres et leurs traitements spéciaux, mais simplement en présence d'accidents infectieux relevant tous d'une même origine, et ayant entre eux les plus étroits rapports.

Ce résumé indique d'une façon suffisamment nette la marche, la méthode que suivent régulièrement les phénomènes morbides. Commençant par des manifestations fugitives et arrivant par suite des transformations du principe infectieux générateur jusqu'aux manifestations fixes que j'ai appelées accidents tertiaires de la constitution rhumatismale.

Et alors la méthode thérapeutique se trouve de

ce fait établie, simplifiée elle aussi ; j'en ferai l'objet d'une étude spéciale.

Pour la théorie microbienne toutes les affections proviennent d'un microbe spécial, et elles n'ont entre elles aucune relation ; sans le microbe, l'état de maladie ne se peut constituer. Il s'ensuit par conséquent que le milieu atmosphérique, que les variations atmosphériques, qui font changer les qualités de ce milieu ne peuvent exercer aucune influence sur les organismes qui vivent en son contact, s'il n'y a pas microbe. Il s'ensuit aussi que les prédispositions morbides que l'être peut apporter en naissant, quel qu'en soit le degré, ne peuvent se révéler sans le concours de l'élément microscopique.

Cette manière de voir est déjà contredite par ces observations nombreuses d'épidémies sévissant sur des colonnes opérant en plein Sahara, dans ces solitudes où le microscope a toujours démontré l'absence totale de ce qu'on appelle le microbe pathogène, et alors que les hommes très bien portants au départ, n'avaient jamais été en contact avec un foyer infectieux.

Suivant elle, les microbes pathogènes existent dans l'air, dans l'eau et dans le sol, presque tous les éléments contribuent donc à leur formation.

Cette affirmation est faite bien que les expériences aient démontré que l'air, l'eau et le sol constituaient des milieux essentiellement défavorables à leur conservation, à leur développement.

Sans tenir compte de cette antinomie, ces prémisses font immédiatement ressortir l'extrême faiblesse de la doctrine, l'impuissance fatale à laquelle elle se trouve vouée. En présence de ce domaine si vaste, où circulent par milliards ces infiniments petits, invisibles à nos sens et pouvant pénétrer partout, de quel moyen pourrait-elle donc se servir contre eux ? Comment pourrait-elle espérer nous préserver de leurs atteintes ? Et ces questions nous semblent d'autant plus légitimes, qu'elle ignore absolument comment ils se forment, pourquoi ils apparaissent et de quelle manière ils s'en vont.

Sa méthode n'est plus basée sur l'observation qui a servi à fonder, à faire progresser toutes les sciences naturelles, dont elle avait légitimement usé pendant des siècles. Sa méthode est purement expérimentale. C'est l'expérience qui lui sert de base, l'expérience faite dans les laboratoires.

Et c'est dans ce milieu ridiculement restreint comparé à l'infini milieu dans lequel apparaissent les phénomènes, que sont étudiées les lois qui président à leur apparition, c'est dans des bouillons de veau additionnés de peptones et d'un peu de sucre que des gens appelés bactériologues ou simplement chimistes, d'aucuns n'ayant jamais vu de malades, ni observé d'épidémies nous assurent avoir découvert les origines certaines de ces terrifiantes manifestations épidémiques, les causes principales de la destruction des êtres.

Quelle valeur possède donc son expérience fondamentale, celle qui lui a servi à faire table rase de tout ce qui résulte des observations de plusieurs siècles? et peut-elle de ce fait affirmer la légitimité de ses prétentions? Il est facile de répondre à ces différentes questions.

La bactériologie prend dans un foyer infectieux de pneumonie par exemple, qui représente simplement un foyer de fermentation organique, une parcelle de substance, elle la place sous un microscope, puis y découvre en quantité considérable des éléments cellulaires de formes différentes. Elle parvient à en isoler un qu'elle retrouve non pas dans tous, mais dans presque tous les foyers morbides de même nature ; voilà suivant elle le germe primitif, d'abord il possède la propriété infectieuse, puisque dans une économie, il peut parfois pulluler et y déterminer un état infectieux.

Malheureusement d'autres expériences viennent infirmer ces conclusions. D'abord on ne trouve pas toujours le germe supposé l'auteur de l'affection dans toutes les affections de même nature, ce qui implique forcément que la lésion peut se produire sans que le concours de cet élément soit nécssaire ; ensuite on le rencontre en d'autres lésions qui ne sont pas du tout semblables à celles qu'on lui attribue, enfin on le découvre dans la profondeur des organes sans qu'il y ait déterminé la plus légère modification. Dans ces cas, c'est-à-dire lorsqu'il ne provient pas lui-même d'un foyer infectieux, le microbe se montre absolument inerte et vis-à-vis des bouillons dans lesquels on le veut cultiver et vis-à-vis des organismes dans lesquels on l'inocule. Ceci fait ressortir, d'une façon indiscutable que le foyer infectieux seul donne au microbe ses propriétés infectieuses, que le microbe ne

peut être l'auteur de la lésion, qu'il n'en est au contraire que le produit. De cette façon, les différentes
particularités, les points restés obscurs de l'expérience primitive se trouvent logiquement et complètement expliqués. Les éléments cellulaires communs, inoffensifs, vivant autour de nous, s'insi-
nuant en notre organisme par le fait de la respiration, puis arrivant au contact d'un foyer de fermentation organique, changent de forme dans ce
nouveau milieu et lui empruntent ses propriétés
infectieuses. La diversité que l'on remarque entre ces éléments, au point de vue de la forme,
n'impliquent pas le moins dn monde qu'ils soient
tous d'essences différentes, que chacun d'eux représente une entité ce qui serait d'emblée inadmissible, elle exprime seulement le degré d'évolution
auquel chacun d'eux est arrivé.

L'interprétation faite par les bactériologues de
l'expérience primitive, de l'expérience qui sert de
base au système microbien est donc absolument
fausse. Et de cette erreur du début, découle nécessairement toute une série d'autres erreurs, toutes
aussi colossales que la première.

Chaque maladie étant occasionnée par un microbe, et chaque microbe pathogène représentant
une entité, il s'ensuit que chacun d'eux est spécifique de la maladie qu'il est supposé produire. Il
y a donc un microbe de la diphtérie, un microbe
dothiénenterique, un microbe de la tuberculose
etc. etc.

Cependant, soit qu'il s'agisse d'un cas sporadique
soit qu'il s'agisse de cas épidémiques, il arrive le

plus souvent que ce microbe spécifique générateur reste absolument introuvable et qu'à l'origine
dans les alentours du malade il ne s'en rencontre
aucun. C'est alors que les hypothèses arrivent au
secours de la théorie en détresse. Puisque notre microbe, disent les bactériologues, n'a été trouvé ni
dans l'air, ni dans l'eau, ni dans le sol, il faut absolument qu'il soit quelque part ailleurs ; où est
donc le foyer? C'est sur ce sujet que les pontifes ras-
semblés délibèrent. Les uns incriminent les latrines, les autres les fumiers, les entrevous, les
volatiles de basse-cour ou de volière, les rideaux
de lits, les murailles des maisons, les poussières
de dessous les meubles. Chacun parle suivant ses
secrètes préférences, et bien entendu le foyer réel
est toujours introuvable. En fin de séance tout le
cénacle d'un commun accord cette fois, ne pouvant remercier l'esprit saint qui refuse de l'éclairer, se met à conjuguer avec frénésie, le verbe
désinfecter. Désinfectez, Désinfectons. Puis les
machines Geneste déversent en tous endroits des
pluies torrentielles d'acide phénique. C'est le dieu
hasard qui préside à cette distribution. Enfin pour
plus de sécurité les murs sont blanchis à la chaux.

L'efficacité de ces mesures est toujours démontrée par ce fait que les microbes n'interrompent
pas leur sinistre besogne, même dans les endroits
où vient de passer le torrent antiseptique et que
les cas continuent à se succéder jusqu'à ce que
l'épidémie, ayant terminé son œuvre, disparaît de
son plein gré.

Ainsi donc, l'hypothèse d'un microbe spécifique

origine de maladies dans lesquelles on le trouve rarement, conduit à l'hypothèse d'un foyer générateur qu'on ne découvre jamais et aboutit à l'hypothèse de la contagion contredite par l'observation de toutes les épidémies : c'est ce qui ressort de ces phrases que l'on rencontre dans toutes les relations : les cas apparaissent dans les endroits les plus éloignés les uns des autres, aucune suite ne peut être observée dans les atteintes. D'ailleurs, à priori l'hypothèse est inadmissible, étant donné les propriétés éminemment contagieuses que les bactériologues prêtent à leurs bacilles, étant donné surtout son extrême facilité de transport, car on ne comprendrait pas comment dans de telles conditions une épidémie pourrait se terminer, comment les cas sporadiques ne détermineraient pas toujours l'épidémie.

De quelle façon maintenant le microbe peut-il agir ? D'après les bactériologues, il agit par les toxines qu'il sécrète. Sécréter des poisons, telle est donc sa propriété fondamentale.

Cependant à l'encontre de cette affirmation, les expériences démontrent que le microbe réputé le plus virulent peut exister en nous pendant de longs mois, de longues années, sans sécréter le moindre principe nuisible, sans gêner, sans influencer en quoi que ce soit l'économie qui lui sert d'asile.

Revenons pour terminer au cas où l'organisme, envahi par les microbes spécifiques, présente tous les caractères de l'infection produite par leurs toxines et demandons aux bactériologues par quel mécanisme cet organisme affaibli va-t-il pouvoir

se relever et arriver à la guérison. Voici ce qu'ils
nous diront : « Le microbe sécréte, il est vrai, des
toxines, mais en même temps il produit des vaccins ; c'est un élément cellulaire qui possède un
double pouvoir, l'un bienfaisant, l'autre malfai-
sant. »

Telles sont les contradictions et les affirmations
puériles auxquelles aboutit cette science expérimentale qui nous avait promis l'exactitude mathématique. La thérapeutique se ressent évidemment
de ces extraordinaires données théoriques. Malgré les succès retentissants auxquels elle s'efforce
de nous faire croire, elle hésite, elle tâtonne dans
le choix de ses remèdes ; chose bizarre, elle les va
choisir dans les organismes de l'animalité, et elle les
trouve tantôt chez la souris, tantôt chez son ennemi mortel, le chat, tantôt dans le cheval, tantôt
dans le bœuf, ou encore chez la chèvre, le porc-
épic. Que sais-je enfin ? Comment vont-ils agir ?
pourquoi agissent-ils ? Elle n'en sait absolument rien. Elle ne peut sortir des limites d'un empirisme étroit, et l'esprit reste là encore interdit en
présence de ce cahos d'idées contradictoires qui
veulent expliquer une même chose, le mécanisme
d'un même phénomène. On chercherait en vain dans
cette multiplicité de preuves, une seule preuve satisfaisante ; on ne trouve que les affirmations de
ces personnalités scientifiques, auxquelles jusqu'à
présent il serait grandement téméraire d'appliquer le dogme d'infaillibilité. Somme toute, nous
ne pouvons trouver dans les journaux spéciaux
traitant de la sérumthérapie qu'un appel à notre

foi en la parole des maîtres, et malgré nous, nous
pensons à ce conseil du philosophe : *nihil est jurare
de verbo magistri*. A titre de preuve, je relève dans
le « Journal des praticiens » du 6 avril 1895, cette
phrase typique qui démontre mieux que je ne pour-
rais le faire sur quelle base fragile repose la
croyance en la sérumthérapie. Il s'agit, en l'espèce,
du fameux sérum diphtérique.

« Il faut croire, dit le savant docteur Arloing,
dans son article sur les origines de la sérumthérapie, que Behring et Erlich avaient fini par trouver
un procédé satisfaisant pour immuniser des animaux contre la diphtérie, puisque depuis plus d'un
an, la maison Lucius Mester et Brüning de Hœscht-
sur-le-Mein prépare sous leur contrôle et a mis en
vente du sérum antidiphtérique. » Et cette phrase
monumentale a été lue dans la séance annuelle de
la Société de médecine, sans qu'aucun des membres
présents ait songé même à trouver drôle cette
preuve scientifique d'un nouveau genre. Pensez
un peu, la maison Lucius Mester et Brüning, de
Hœscht-sur-le-Mein, s'il vous plaît, prépare du sérum antidiphtérique et le met en vente, c'est évidemment un remède qu'il faut croire tout à fait
merveilleux. Il est fort probable toutefois, que ce
malheureux professeur allemand dont l'enfant fut
tué par ledit sérum, ne partage plus cet avis.

Je dois reconnaître cependant que toutes les
preuves apportées par les bactériologues pour démontrer la justesse de leur hypothèse, ne revêtent
pas une forme aussi gaie. Ainsi, en ce qui concerne
cette affirmation, qu'en gagnant l'immunité un

organisme devient impropre à la végétation et à la multiplication d'un microbe, voici ce que l'éminent docteur Arloing nous apprend dans le but louable de nous convaincre. « M. Chauveau entreprit dès 1879 une série d'observations et d'expériences, pour démontrer l'exactitude de cette proposition. Il est vrai que ces expériences furent vigoureusement attaquées, mais en tous cas M. Chauveau était bien assuré de la valeur des siennes, puisqu'à l'ouverture du Congrès de l'association française pour l'avancement des sciences, il n'hésita pas à placer ces paroles dans la bouche d'une mère parlant à son enfant.

« Tu partages mon sang et ma vie. Je te donne ma vigueur et ma beauté, les qualités qui ornent mon cœur et mon intelligence. Des maladies qui s'abattront sur moi, tu tireras parfois un principe de résistance aux effets de la contagion à laquelle tu seras exposé plus tard quand tu jouiras de ta vie propre. Pour t'assurer cette préservation, je pourrai même courir au-devant du mal, et rechercher volontairement l'inoculation infectieuse qui te procurera, par mon intermédiaire, le précieux bénéfice de cette immunité. » A cette prière touchante tirée sans aucun doute du Cantique des cantiques, les assistants répondirent : « Ainsi soit-il ! » et se retirèrent vivement convaincus. Quelques-uns, pourtant, durent trouver drôle cette harangue bactériologique, adressée je veux le croire, par une mère noble au fœtus qu'elle portait en son sein.

Puisqu'il est dans l'ordre des choses qu'après la pluie vienne le beau temps, qu'après la gaîté vient la tristesse, je passerai à l'exposé des résultats obtenus par les microbiens, avec leurs différents sérums. Je les trouve exprimés dans le compte-rendu du Congrès de Nancy. (*Journal des Praticiens.*)

1° *Charbon*. — Aucune application de la sérothérapie du charbon n'a été faite à l'homme, les seuls résultats certains sont que le sérum du rat exerce sur la bactéridie charbonneuse une action destructive extrêmement énergique. Il est vrai toutefois que les inoculations faites par Pane et Trapanis n'ont donné rien de brillant, de telle sorte qu'en réalité on ne possède pas de sérum ayant une valeur certaine contre le charbon ;

2° *Choléra*. — Les *espérances* sérothérapiques sont plus sérieuses contre le choléra ;

3° *Colibacillose*. — Pourra, peut-être, être combattue par la sérothérapie ;

4° *Diphtérie*. — Au point de vue pratique, le sérum réussit rarement dans le cas de diphtérie toxique ;

Comme toutes les véritables diphtéries sont toxiques, il s'ensuit que ledit sérum n'a aucune action sur la diphtérie. C'est ce que j'ai démontré dans mes études sur les entités morbides et ce qu'a soutenu le savant professeur de Trousseau.

5° *Ozène*. — Aucun résultat ;

6° — *La lèpre et la morve*. — Sont encore à l'étude au point de vue de la sérothérapie ;

7° *Staphilococcie*. — (maladie inventée par les bactériologues). Les méthodes de vaccination sont trop aléatoires pour pouvoir être généralisées ;

8º *Streptococcie.* — (autre maladie inventée). Le sérum antistreptococcique doit être réservé pour les cas graves d'érysipèle ; enfin, pour l'érysipèle des nouveaux nés, bien que dans ce dernier cas il ne paraisse pas fort efficace.

Les résultats obtenus pour la fièvre puerpérale ont été fort disparates, les uns ont pu voir des faits encourageants, les autres n'ont eu que des déceptions.

Il semble d'après ce résumé, que le sérum est souverain dans les cas graves d'érysipèle. Pour se rendre compte de sa valeur exacte, il est intéressant de lire le compte-rendu de la séance de la Société de thérapeutique du 15 février 1896.

M. Bolognesi oppose aux conclusions de M. Chantemesse, les statistiques établies en 1893 à l'hôpital d'Aubervilliers, par M. Jules Renoy, alors chargé du service de l'érysipèle.

En 1893, un millier de cas a été mis en observation, il n'y a eu que 35 décès, soit une mortalité de 3,5 pour cent, et cette mortalité brute a d'ailleurs été différente aux divers mois de l'année, elle a varié aussi, avec les diverses formes de traitement et les diverses formes de l'affection.

Cinq traitements ont été employés :

1º Le traitement expectatif dont la vaseline boriquée faisait tous les frais. Des cas atténués et quelques cas graves ont été mis en expérience. Sur 250 malades on ne compte que 5 décès, soit une mortalité de 2 pour cent.

2º L'application d'une pommade à l'icthyol sur 200 malades, dont 100 avaient un exanthème bénin et 100 autres des lésions aiguës, la mortalité a été encore de 2 pour cent;

3° Les traitements divers sur des cas d'intensité légère ou moyenne, jamais sur les cas graves; 165 malades donnent 2 décès. Mortalité de 1,21 pour cent.

4° La traumaticine et divers vernis à base de stéréol. Sur 115 cas francs, aigus, cycliques, on n'observe qu'un décès, la mortalité tombe à 0,90 pour cent.

5° Enfin, dans le dernier groupe de faits qui portent sur 225 cas, tous graves, 15 décès se produisent, qui répondent à une mortalité de 6,66 pour cent.

Et les statistiques de M. Chantemesse montrent que le sérum antistreptococcique a fait tomber la mortalité de 1,70 pour cent dans les cas où il s'est montré très efficace.

M. Bolognesi oppose donc à ces statistiques, la mortalité si faible qu'on constate, soit avec les traitements divers (1,21 pour cent), soit avec la traumaticine (0,90 pour cent).

Aux 297 cas traités efficacement par le sérum, qui donnent une mortalité de 1,70 pour 100, il oppose la série heureuse formée par les 265 cas des 4 dernières années de 1895, où la mortalité n'est que de 1,13 pour cent.

En résumé, dit M. Bolognesi, les résultats de M. Chantemesse sont tout simplement dans les règles puisque la mortalité de l'érysipèle varie de de 2 à 4 pour cent; la valeur immédiate du sérum dans les cas d'érysipèle n'est même pas supérieure à celle des autres traitements.

Je continue maintenant l'exposé du compte-rendu du Congrès de Nancy.

Tétanos. — Le sérum tétanique de Behring et Kitasato, est antitoxique, les résultats pratiques ne sont jusqu'ici guère encourageants.

Tuberculose. — Le sérum normal n'a pas de véritable pouvoir curateur, les extrait d'organes ne sont pas qlus actifs que les sérums, toutes les méthodes employées ont constamment échoué dans la tuberculose.

Dothiénentérie. — Les premiers essais chez l'homme par Chantemesse et Vidal ne donnent que des résultats négatifs.

Depuis, Bærger, Chantemesse eurent quelques cas heureux ; mais trop peu nombreux pour qu'on puisse conclure.

Rage. — Ici, je m'arrête un instant, car on était en droit de croire que le vaccin de la rage était définitivement trouvé, que cette question était complètement résolue ; il paraît qu'il n'en est rien, puisque Richet et Héricourt, Tizzoni et Centani, ainsi que Babès, assurent qu'il y aurait avantage à substituer la méthode sérothérapique à la méthode Pastorienne, dans les cas, disent ces savants, où il faut agir rapidement. Il faut donc croire qu'il en est d'autres où il n'est pas besoin de se gêner, c'est ce que j'ai démontré et on les rencontre en grand nombre à l'Institut. Cependant comme les statistiques journellement reproduites par les feuilles spéciales, nous indiquent déjà qu'avec le

traitement actuel, on arrive à des résultats exces-
sivement faibles au point de vue de la mortalité,
nous avons le devoir de supposer qu'avec les nouvelles statistiques fournies par la sérumthérapie,
nous obtiendrons le zéro pour tout, universelle-
ment désiré ; malheureusement ce zéro ne restera
que dans la bonne statistique, et nous aurons toujours à déplorer en France les 25 à 35 cas mortels
signalés par les auteurs anciens auxquels viennent depuis l'invention du sérum de la rage s'a-
jouter les cas occasionnés par ce poison.

Coqueluche et fièvres éruptives. — Kélaïdites
prétend avoir obtenu du sérum. Weisbecker dit
avoir guéri des pneumonies morbilleuses à l'aide
du sérum de convalescents de rougeole, ni Re-
gnault, ni Weiss n'ont eu de succès dans la sérothérapie des maladies infectieuses.

Syphilis. — La sérothérapie est bien inférieure
au traitement classique.

Néoplasie. — Ses effets sont bien douteux.

Résumé. — Si l'on compare ces effets plus que
douteux au point de vue de leur action bienfaisante affirmée en plein congrès médical, avec les
actions de grâces qui ont suivi la soi-disant découverte des soi-disant vaccins du croup, de l'érysipèle, du charbon, de la fièvre puerpérale, la seule
impression qui s'en dégage, légitime cette fois, c'est
le profond découragement.

Si maintenant on vient nous exposer les lésions
immmédiates que peuvent produire les mêmes sérums dans les organismes où on les injecte, l'épou-
vante succède au découragement.

Ces accidents se trouvent énoncés dans ce même compte-rendu du Congrès de Nancy. Je les transcris simplement.

L'injection du sérum peut provoquer des abcès, des exanthèmes de toute nature. La fièvre est presque constante. L'injection peut déterminer une légère polyurie avec augmentation de l'urée, des phosphates et une diminution des chlorures. On observe aussi des albuminuries. Parfois elles sont passagères, d'autres fois elles sont inquiétantes, on a vu le trouble rénal se traduire par de l'anurie ou par une néphrite hémorrhagique.

Outre la néphrite hémorrhagique, le sérum peut produire du purpura, des épistaxis et des hémorhagies utérines. Enfin, il peut produire également des états anémiques rebelles et graves. Des enfants en ayant reçu à titre préventif, seraient restés pâles, chétifs, sujets à présenter sans cause appréciable des éruptions furonculeuses ; il y aurait eu un trouble marqué dans leur nutrition et leur développement.

Comme autres accidents imputables au sérum, on a signalé des vomissements, des diarrhées profuses, des diarrhées dysentériformes et sanguinolentes, des adénopathies et de la tuméfaction de la rate, des troubles cardiaques, de l'œdéme des extrémités et des arthropathies.

Enfin, pour clore cette lugubre nomenclature, je rappellerai les nombreux cas mortels observés à la suite des injections. Les épithètes de funeste et d'incohérente que j'ai appliquées à cette doctrine bactériologique sont donc parfaitement justifiées.

Les microbiens avec leur fatras d'expériences mal conduites, plus mal interprétées, leurs innombrables hypothèses, qui toutes bouleversent plus ou moins la saine raison ont fini par accoucher d'un remède cent fois plus dangereux que le mal.

Je vais maintenant formuler les lois des épidémies telles qu'elles ressortent de mon système rationel ; je rappellerai auparavant les lois de morbidité que j'ai formulées à la fin de mon travail sur les entités morbides.

LOIS DE MORBIDITÉ.

1° Toutes les manifestations morbides observées, reconnaissent pour origine deux sortes d'agents : les premiers, extérieurs à l'être, sont constitués par les éléments atmosphériques ; les deuxièmes provenant de l'être sont fournis par les produits des fermentations intimes (fermentation des protoplasmas cellulaires) ;

Ces deux sortes d'agents sont les seules entités genératrices de tous les phénomènes morbides.

2° L'agent intermédiaire, terme de relation entre les deux premiers est l'impressionnabilité de l'organisme ;

Il est facile, dès lors, de comprendre pourquoi dans une épidémie, on voit des individus robustes être atteints, alors qu'à côté d'eux, des faibles ne le sont pas ; le caractère impressionnabilité étant absolument indépendant de l'apparence physique ;

3° Toutes les manifestations morbides peuvent

être rangées en deux groupes seulement : les simples et les infectieuses ;

4° Les premières reconnaissent pour seule origine l'influence des agents extérieurs qui s'exerce sur un organe quelconque en contact avec eux ; elles ne déterminent dans l'organisme aucune réaction générale, si leurs qualités ne sont pas suffisantes pour mettre en jeu son impressionnabilité ;

5° Les deuxièmes sont engendrées par la coopération des deux entités, la première ayant déterminé la production de la seconde, par l'intermédiaire de l'impressionnabilité ;

6° Les causes provenant du fait de l'homme, fatigue, surmenage, etc. ont pour effet de mettre l'organisme en état d'imminence morbide en exaltant son impressionnabilité, c'est-à-dire, en le rendant plus sensible à l'action des agents extérieurs ;

7° La forme que revêtent les manifestations morbides est toute entière déterminée par les qualités de l'agent extérieur. Ces qualités sont déterminées par les saisons ;

8° Pour chaque individu atteint, l'intensité des manifestations morbides est déterminée bien entendu, d'abord par le plus ou moins grand degré d'intensité des causes productives, mais aussi par le plus ou moins grand degré d'impressionnabilité de son organisme ; ces deux dernières lois expliquent les cas sporadiques, leurs formes, pneumonie, dysentérie, fièvre typhoïde. Elles expliquent aussi leur diversité au point de vue de l'intensité.

LOIS DES ÉPIDÉMIES.

Ces lois découlent, bien entendu, de ces premières lois de morbidité, nous les formulerons ainsi :

1re loi. — Les épidémies reconnaissent pour origine deux sortes de causes :

Les causes principales et les causes secondaires ou adjuvantes.

2e loi. — Les causes principales sont à elles seules suffisantes pour déterminer l'apparition de l'épidémie ; elles proviennent des changements survenus dans les qualités du milieu atmosphérique.

Corollaire I. — Tous les êtres qui vivent en ce milieu, devenu anormal, sont plus ou moins influencés par lui, suivant le degré d'impressionnabilité qui leur est propre d'abord, suivant l'intensité des modifications survenues dans le milieu ensuite.

Corollaire II. — Pour que l'épidémie apparaisse, il est donc nécessaire que les modifications survenues dans les qualités du milieu atmosphérique soient devenues suffisantes pour actionner l'impressionnabilité du plus grand nombre.

Corollaire III. — Il existe, par conséquent, une période plus ou moins longue, pendant laquelle l'épidémie se prépare, l'imminence épidémique se manifeste par les cas dits sporadiques ; ils sont fournis par les individus qui possédant une impressionnabilité exagérée, se trouvent être influencés alors que la généralité ne s'y trouve pas.

3ᵉ loi. — Les formes que revêtent les épidémies sont déterminées par les saisons (en hiver ce sont les voies respiratoires qui font les frais, en été les voies digestives).

Les exceptions à cette règle sont expliquées par les lois suivantes :

4ᵉ loi. — Tout organisme placé dans un milieu épidémique subit, du fait de ce milieu, une orientation morbide déterminée qu'il conserve pendant un temps plus ou moins long, après la cessation des causes nocives primitives.

Corollaire IV. — Il s'ensuit que des êtres s'étant trouvés, en été, dans un milieu épidémique de forme typhoïdique, pourront pendant la saison froide, présenter des symptômes typhoïdiques au lieu et place des formes pulmonaires ou laryngées qu'on aurait dû observer s'ils n'avaient pas subi l'orientation morbide primitive.

(C'est l'explication rationnelle du microbisme latent.)

5ᵉ loi. — Les épidémies cessent lorsque les qualités du milieu sont devenues normales.

Corollaire. — Il est bien évident que les qualités du milieu ne reviennent pas brusquement à la normale, il y a une période de régression plus ou moins longue, de même qu'il y a une période d'état et une période de préparation de plus ou moins grande durée, c'est ce qui explique les trois stades connues de toutes les épidémies.

En ce qui concerne les causes secondaires ou adjuvantes des épidémies, nous formulerons les lois suivantes :

1re loi. — Les causes secondaires ou adjuvantes, ont pour seul effet d'exagérer vis-à-vis des agents extérieurs, l'impressionnabilité des êtres qui vivent en leur contact.

Corollaire I. — Comme conséquences, nous pouvons dire que dans la période de préparation épidémique, elles déterminent l'apparition prématurée de la manifestation morbide dans le groupe qui les subit, qu'elles expriment le mécanisme de ce qu'on appelle les épidémies de maisons, de rues, de quartiers.

Corollaire II. — Dans l'épidémie confirmée, elles ont pour conséquence d'augmenter la morbidité dans le groupe d'individus qu'elles atteignent.

2e loi. — Les causes secondaires reconnaissent pour agents fondamentaux, d'une part, des éléments extérieurs à l'être, poussières organiques en fermentation et en général tout corpuscule cellulaire sorti d'un foyer de fermentation organique, qui, introduit dans l'économie, peut déterminer en son intimité des tendances aux fermentations organiques.

D'autre part on peut faire rentrer dans les causes secondaires, tous états physiologiques naturels ou acquis comme la misère, le surmenage, etc. qui, ayant affaibli l'organisme, ont de ce fait exagéré son impressionnabilité vis-à-vis des agents extérieurs atmosphériques.

Je crois devoir faire remarquer qu'ici je ne donne pas une réédition de la théorie microbienne. Mon système en diffère essentiellement dans toutes ses parties, car d'un côté je soutiens que ces causes secondaires sont insuffisantes en tous cas, pour déterminer l'épidémie, tandis que la bactériologie leur attribue, à elles, et à elles seules, ce pouvoir.

D'un autre côté, appuyé sur toute une série de preuves, j'affirme qu'un élément quelconque sorti d'un foyer de fermentation, suffit pour mettre l'organisme placé dans certaines conditions de milieu, en état d'imminence morbide simplement, alors que les microbiens contrairement à ce que prouvent leurs expériences, enseignent qu'il faut au contraire un élément microscopique déterminé, spécial, non pas pour mettre l'organisme en état d'imminence morbide, mais pour donner naissance à une maladie spéciale et bien déterminée.

3e loi. --- Les causes secondaires ne sont pour rien dans les formes cliniques présentées par les épidémies.

Au point de vue de la succession des épidémies, je dirai :

1o Une épidémie caractérisée par les formes moins graves de la série infectieuse, n'empêche pas une épidémie caractérisée par des formes plus graves de faire son apparition et de lui succéder ;

2o Une épidémie caractérisée par des formes graves de la même série, empêche pendant un certain temps plus ou moins long, proportionnel à leur intensité, les épidémies caractérisées par des formes plus légères ;

3o Les épidémies formées par les termes supérieurs impriment pendant un certain temps aux organismes qui se sont trouvés en contact des causes qui leur ont donné naissance une orientation morbide spéciale.

LOIS DES ÉRUPTIONS.

1° L'éruption est un phénomène absolument contingent ; elle peut se révéler dans toutes les manifestations morbides infectieuses, comme elle peut aussi ne pas se révéler ;

2° L'éruption n'est absolument que la manifestation généralisée du principe infectieux formé dans l'organisme, l'existence de ce phénomène apporte toujours à la lésion localisée quand elle existe, un certain degré d'atténuation ;

3° L'éruption peut parfois ne pas exercer sur la marche de l'affection, l'atténuation qu'elle procure à la lésion locale, cela dépend de l'intensité des causes qui ont déterminé la production de l'agent infectieux ;

4° Les formes que revêt l'éruption sont absolument indépendantes et des agents extérieurs et des agents intérieurs qui ont donné naissance au principe infectieux : Elle est toute entière sous la dépendance des actions diverses suivant les individus, qu'exerce l'élément infectieux sur le système nerveux.

PROPOSITIONS CONCERNANT LA CONTAGION.

1° Contrairement à ce que soutient la doctrine microbienne, la contagion ne peut s'observer qu'en de très rares circonstances ;

2° La contagion peut se produire, soit par l'introduction dans l'économie, d'un élément quelconque issu d'un foyer de fermentation organique, soit par suite du rayonnement morbide exercé par l'individu malade sur l'individu sain placé en son contact ;

3° La contagion ne peut avoir lieu, que si le contact entre les deux êtres, ou entre les êtres et le foyer, est immédiat et de longue durée ; que si les qualités du milieu atmosphérique dans lequel se trouvent les êtres, les aient déjà orientés vers certaines manifestations infectieuses.

Corollaire. — Il s'ensuit que l'action exercée par le contage, consiste seulement à exagérer les tendances morbides en exaltant l'impressionnabilité vis-à-vis des agents extérieurs.

4° En général, le contage, d'où qu'il provienne, ne peut influer sur la forme clinique de la maladie, à l'apparition de laquelle il aura contribué seulement dans la mesure indiquée plus haut ;

Le mécanisme de la contagion présenté par les microbiens est donc faux, ses effets sont par cette école considérablement exagérés.

PROPOSITIONS RELATIVES A L'IMMUNITÉ.

1° Les maladies infectieuses apparaissant de même façon que les accidents syphilitiques, se divisent par conséquent, en accidents du 1er degré : oreillons, rougeoles, scarlatine ; en accidents du 2e degré, pneumonie, diphtérie ; rhumatismes articulaires, variole, fièvre typhoïde, en accidents du 3e degré : tuberculose et cancer. Tous reconnaissant la même origine, il s'ensuit, qu'en réalité, aucun être vivant n'est à l'abri des accidents infectieux, et que l'immunité qu'ils présentent vis-à-vis de telle ou telle forme n'est qu'apparente.

2º Chaque série d'accidents étant l'expression de l'évolution du principe infectieux arrivé à un certain degré, il s'ensuit qu'un organisme arrivé à la période des accidents du 2e degré, sera à l'abri des accidents du 1er, qu'arrivé à la période des accidents du 3e, il sera à l'abri des accidents du 2e ;

3º Dans la durée d'une période, l'organisme pourra très bien n'être atteint que par une seule des formes morbides propres à cette période. Cette forme sera déterminée, d'abord par les qualités des agents extérieurs atmosphériques, et aussi par les lieux de moindre résistance qu'il pourra présenter.

Il paraîtra donc, dans ce cas, immunisé par rapport aux autres formes de la même série.

C'est ainsi qu'un individu atteint de syphilis pourra très bien ne présenter comme accidents secondaires que des plaques muqueuses.

Corollaire I. — Il s'en suit que si par un moyen empirique, on vient à empêcher la forme morbide tendantielle, ce sera l'accident voisin et de même degré, qui se produira fatalement.

Corollaire II. — En conséquence, il n'y a aucun intérêt à tenter d'immuniser l'organisme contre telle ou telle manifestation infectieuse, il peut même y avoir danger, ainsi que je l'ai démontré.

4° Dans la durée d'une période, tout organisme ayant présenté une forme infectieuse grave particulière à cette période est immunisé pendant un certain temps vis-à-vis d'une forme moins grave du même degré.

DU ROLE DE LA BACTÉRIOLOGIE EN CE QUI REGARDE L'HYGIÈNE.

Maintenant que j'ai exposé en entier mon système, et que j'ai démontré quelles étaient les erreurs de la bactériologie, combien étaient dangereuses l'application de ces théories en thérapeutique, je n'hésite pas à déclarer qu'en ce qui regarde l'hygiène, son rôle fut plutôt utile. Et ceci démontre la justesse de cette affirmation philosophique : Il n'y a pas de si grossière erreur qui ne contienne une parcelle de vérité.

Ce n'est pas que la bactériologie ait ouvert des horizons nouveaux, à cette science aussi vieille que la civilisation, fondée non pas à l'aide de théories, mais par la simple observation, par l'expérience séculaire, qui avait permis aux humains de discerner entre les choses, celles qui leur étaient utiles et celles qui leur étaient nuisibles.

Les bactériologues n'existaient pas chez les juifs au temps de Moïse ; car, sans chercher d'autres raisons, on aurait compris parfaitement le motif de leur expulsion d'Egypte, et cependant le législateur hébreu avait cru devoir imposer aux lépreux, un isolement absolu. De plus, le massacre

des filles madianites à Sitim, et de leurs amants
atteints ou simplement supposés atteints de maladies, prouve indiscutablement qu'en ces temps re-
culés, on ne badinait pas plus que maintenant
avec la contagion.

Les bactériologues étaient fort heureusement
inconnus à Athènes, et cependant l'hygiène y était
en honneur. Les savants de cette fin de siècle nous
font toutefois savoir que, dans cette Grèce savante,
la voirie laissait beaucoup à désirer, et qu'il n'y
avait ni égouts, ni latrines publiques. Suivant eux
l'absence de ces deux facteurs hygiéniques importants, suffirait à expliquer l'apparition, aussi
bien que l'intensité effroyable de la peste de Thu-
cydide (425 ans avant J.-C.).

Cette affirmation, qui n'a d'autre but que de
montrer l'utilité de la bactériologie, peut sembler
téméraire quand on songe à la quantité de villes
européennes, même françaises, où ces deux lacunes peuvent être constatées, aux alentours
desquelles sont répandues des masses de matières
excrémentitielles, destinées à rendre les champs
plus productifs, et dans lesquelles la peste n'est
connue que comme un synonyme de mauvaise
odeur.

Enfin, sans avoir besoin des microbes, Hippocrate écrivait son livre de l'air, des eaux et des
lieux, ce qui semble prouver qu'il avait connaissance de cette vaste triade sur laquelle repose une
partie de l'hygiène et de l'étiologie (Arnould, *Traité
d'hygiène*, p. 3.).

La bactériologie n'était pas soupçonnée encore,

dans cette presqu'île d'Hindoustan aux beaux temps de l'ancienne civilisation indoue. Et cependant le roi Pyadasi, deux siècles et demi avant notre ère, créait des hôpitaux et une organisation d'assistance publique, une médecine et une hygiène des troupes. A cette époque l'usage des bains était très répandu, et l'étude de l'hygiène élémentaire poussée très loin.

Nous voyons dans cette Rome brillante, flambeau de civilisation, l'hygiène prendre un développement considérable, atteindre son apogée; et les rues dallées de la grande ville, ses vastes égouts, ses thermes, son approvisionnement d'eau, son organisation d'hygiène municipale, surtout en ce qui concernait l'alimentation des habitants, peuvent nous servir maintenant encore, d'exemple et de leçon. « Arnould. *Traité d'Hygiène* ».

L'hygiène d'un peuple n'est donc que le reflet de son degré de civilisation, et cela indépendamment de toute théorie scientifique. Car plus l'homme progresse, plus ses aspirations vers le bien-être se développent et s'affirment. Instinctivement alors et en dehors de toute action légale, il modifie son genre de vie, ses habitudes, ses coutumes.

Sa demeure s'agrandit, s'embellit, s'approprie. Les soins qu'il donne à son corps prennent une plus large place. Ses vêtements perfectionnés le garantissent davantage contre les intempéries, tout en devenant plus légers. En même temps ses sens s'affinent, et il éloigne de lui les matières susceptibles de les blesser.

Les lois hygiéniques, de même que les lois politiques ne sont donc en réalité que l'expression des mœurs ; et les bactériologues n'ont somme toute, rien créé ; mais, comme tous ceux qui n'ont rien pu découvrir, et qui veulent se donner quand même des allures d'inventeurs , ils ont exagéré les données anciennes. Au fond je viens peut-être de commettre une inexactitude, en faisant cette affirmation, car ces éminents savants ont créé de toutes pièces les propriétés spécifiques de leurs microbes, et c'est en cette fausse conception que se trouve leur principal mérite. Car en faisant de ces infiniments petits, d'effroyables épouvantails , ils ont donné dans les masses le coup de fouet qui enlève toute hésitation, ils ont inauguré l'ère de la propreté obligatoire.

Le rôle de la bactériologie eût donc été bienfaisant si, continuant la route lumineusement tracée par les prédécesseurs, elle ne s'était égarée en des théories fausses, en des hypothèses contradictoires, si respectant l'organisme dont elle méconnaissait les secrets rouages, elle n'y avait semé des levains pernicieux, des germes de destruction, défaisant ainsi d'une main, ce qu'elle avait construit de l'autre.

Par ses exagérations, elle a montré sa faiblesse. A l'eau propre, à l'eau pure, dont la formule était parfaitement énoncée par les anciens hygiénistes, et parfaitement suffisante, elle a substitué l'eau bactériologiquement pure qui est un non-sens.

Aux habitations, dont la valeur hygiénique était en partie exprimée par la quantité d'air nécessaire à l'entretien des habitants, elle a substitué à grands frais des sortes de cages en verre monumentales, aux parois trop minces, ouvertes à tous les vents, infiniment trop grandes, eu égard au nombre des individus qui les doivent habiter, et dans lesquelles ceux-ci insuffisamment protégés contre les atteintes du milieu extérieur, se trouvent précisément en but à toutes maladies dont on prétendait les défendre. Et cela, bien que les coins des appartements fussent scrupuleusement arrondis, par crainte du microbe.

C'est l'histoire de ces casernes nouvelles, où le bilan morbide se trouve être annuellement beaucoup plus considérable que dans la plupart des anciens quartiers.

Le microbe poursuivant partout les bactériologues, ceux-ci poursuivent partout le microbe, dans les fentes des planchers, sur les murailles, dans l'eau, les aliments, dans l'air, dans les tramways, les gares, les boîtes des facteurs des postes, les vêtements, le linge, la chaussure, les cheveux, les sourcils, la barbe, etc. Dans ces conditions, ridiculement intolérants, devenus intolérables, ils ont préparé la réaction fatale qui succède tôt ou tard à toute action exagérée.

Il ne restera donc de ce monument scientifique, considérable, colossal, que la bactériologie a de toutes pièces édifié, qu'une seule pierre, celle où se trouve inscrit profondément gravé, ce simple mot de : propreté.

En chirurgie, on conservera cette formule occlusion des plaies. Mais celle-là est antérieure à la bactériologie et ne lui doit rien ; c'est au contraire cette pseudo-science qui lui doit tout. Énoncée par Guérin qui n'avait pas en vue le bacille pathogène, elle signifie seulement que les molécules organiques, le microbe banal contenu dans l'air, jouant vis-à-vis de cette plaie au contact de laquelle il se trouve, un rôle de corps étranger entrave par ce fait la guérison ; qu'il y a donc intérêt supérieur à la garantir de leurs atteintes, et l'occlusion remplit parfaitement ce but.

Et maintenant, l'hygiène a-t-elle dit son dernier mot ? Est-elle même suffisamment armée pour pouvoir complètement remplir le rôle bienfaisant qui lui est dévolu ?

A mon avis, la partie principale n'est pas encore dégagée. D'après la théorie que je soutiens, le milieu atmosphérique d'une part, l'être de l'autre, constituant les sources, les origines de tous les phénomènes morbides, l'hygiène devra se compléter des données fournies par une étude plus approfondie de ce milieu et des propriétés de cet être.

C'est à cette science, qui bientôt va faire son apparition, qne reviendra l'honneur de combler les lacunes, car elle apporte des conceptions véritablement nouvelles, originales.

Elle ne considère plus seulement ce milieu atmosphérique comme un composé d'oxygène, d'hydrogène et d'azote, éléments relativement secondaires, mais elle l'envisage comme le réservoir commun de toute force, de toute énergie. Elle ne regarde plus l'être, comme un simple amas de cellules, de ganglions, de fibres nerveuses, sources d’activité, sources de vie ; il lui apparaît au contraire, comme une résultante des forces, des énergies ambiantes.

Et quand elle aura isolé ces divers éléments, quand elle sera parvenue à établir d’une façon logique, irréfutable, les relations qui existent entre eux et l’individu, elle pourra facilement énoncer la formule définitive.

Certes, la tâche est rude, mais ses premiers essais ne sont pas pour la décourager. En tous cas et dès maintenant, elle a su poser le problème en indiquant le but à atteindre. Pour la médecine, il consiste à remettre la science d’Hippocrate dans le vrai chemin, en la débarrassant de sa douloureuse obsession, le microbe, de ses deux ennemis, les chimistes et les bactériologues. En lui faisant entrevoir qu’au-dessus de la matière, il y avait réellement une force indépendante, supérieure, régissant toute la machine ; je veux dire la force vitale.

IDÉES GÉNÉRALES SUR LA THÉRAPEUTIQUE RATIONNELLE.

C’est sur cette division de l’être en deux parties distinctes, bien qu’intimement unies, l’une purement matérielle et l’autre immatérielle, que doit se baser la thérapeutique rationnelle. C’est à l’une ou à l’autre de ces deux parties constituantes, qu’elle doit apporter les éléments de réparation nécessaires, suivant que l’une ou l’autre a subi des déchéances.

Et encore, cette idée n'exprime-t-elle pas exactement la vérité telle que je la conçois, car ce n'est pas dans la phrase précédente: « à l'une ou à l'autre de ces deux parties », que j'aurais dû dire, mais à l'une et à l'autre, puisqu'intimement liées, les causes qui impressionnent la première, doivent nécessairement avoir sur la seconde une répercussion profonde.

La thérapeutique a donc un double objet : elle doit réparer les pertes matérielles, régénérer la force vitale affaiblie. Ici se présente une question qui me paraît avoir une certaine importance, si l'on veut comprendre l'action réelle qu'exerce sur l'être tout agent thérapeutique.

La diminution de la force vitale constitue-elle le phénomène primitif? Est-ce cette diminution qui détermine dans l'être les pertes matérielles que l'analyse révèle? ou bien sont-ce les pertes qui exercent sur la force une action dépressive ?

Pour expliquer ma pensée par un exemple, je prendrai la chloro-anémie et je me demanderai si cette diminution de l'élément fer, que l'on constate en ce cas dans l'économie, est bien la cause de la déchéance vitale observée, ou bien si cette déchéance n'est pas le motif de cette diminution.

D'après ma théorie, la seconde hypothèse dans la grande majorité des cas serait la véritable. Tout état pathologique qui intéresse l'organisme entier, reconnaît pour origine une altération de ce principe vital et l'expression clinique de cette altération est différente suivant les diverses causes qui agissent sur lui.

C'est par cette manière de voir que j'ai cru pouvoir expliquer le mécanisme des différents phénomènes morbides ; entre autres les fermentations intimes qui se produisent en l'économie, et qui donnent naissance aux états infectieux.

Il s'ensuit donc que le point principal vers lequel doivent tendre les efforts de la thérapeutique, dans le cas spécial qui nous occupe, ainsi que dans les cas semblables, serait d'abord de venir au secours de la force affaiblie, et puis ensuite comme moyen auxiliaire, de rendre à l'économie l'élément minéral en train de disparaître.

Dans cette circonstance que fait la science empirique ? Elle donne du fer, du quinquina et parfois elle appelle aussi à son secours l'électricité. Mais le motif de son emploi est pour elle absolument incertain, vague, c'est à titre de tonique assure-t-elle. Tonique pourquoi, tonique comment, elle l'ignore et ne tient pas à le savoir.

Dans ma théorie, l'électricité constitue au contraire l'agent thérapeutique principal. Je vais bientôt expliquer le mécanisme de son action, mais pour faire ressortir de suite le motif rationnel de son emploi, je vais indiquer quels sont, suivant moi, les effets réels du fer, son associé dans le traitement, et démontrer comment ce corps matériel peut venir ajouter son action à celle de l'élément fluidique, l'électricité.

D'après moi, ce minéral que l'on vient de faire pénétrer dans l'intimité des tissus, n'est pas un corps inerte. Son inertie n'est qu'apparente, car il contient en ses molécules une force que la science appelle force de cohésion. Elle va se dégager sous l'influence de la dissociation de ses molécules et de leur combinaison avec les molécules organiques; alors libre, changeant de propriétés, ne s'appelant plus force de cohésion, mais de nouveau force électrique, force magnétique, elle ira ajouter ses effets à ceux de la première, elle apportera au fluide vital affaibli, les éléments nécessaires à sa reconstitution. J'ajouterai pour compléter cette théorie, que c'est de la même manière que se peut logiquement expliquer l'action exercée sur les individus, par certains agents thérapeutiques puissants tirés du règne minéral. Les effets différents qu'ils produisent proviennent simplement des qualités différentes que peut présenter cette force de cohésion; car elle n'est pas la même dans tous les corps. Et en faisant après la chimie cette affirmation, je n'ai pas en vue comme elle la seule valeur intensive de cette force. Je veux tenir compte des propriétés spéciales qu'elle peut présenter, et qu'elle tire, elle aussi, du milieu, des conditions dans lesquelles se sont formés les corps qui la tiennent enfermée. C'est ainsi que les uns emmagasinent plus de fluides magnétiques, plus d'électricité, plus de chaleur que d'autres; c'est ainsi que leur action se trouve plus ou moins accentuée.

Cet exemple que je viens de prendre et qui a pour objet un état constitutionnel, expression indiscutable d'une déchéance vitale, n'embrasse pas bien évidemment à lui seul la question si complexe de la phénoménalité morbide, car il existe toute une série d'états pathologiques, dans lesquels la lésion produite simplement par l'action des agents extérieurs, sur un organe déterminé, n'exerce sur l'état général aucune influence. Il s'ensuit donc que dans ces cas, la force vitale restée intacte, suffit à elle seule pour la réparation des organes lésés, une fois qu'ils sont soustraits à l'influence nuisible. Il s'ensuit aussi que les médicaments employés, de nature minérale, pour la plupart peu actifs, ne servent que d'adjuvants, agissant directement sur les lésions à la manière des topiques.

Je laisserai donc de côté toute cette catégorie d'états pathologiques simples que l'on peut traiter ou bien ne pas traiter sans que le dommage soit grand, et je rechercherai quels sont les agents que l'on doit rationnellement opposer, d'une part aux états infectieux aigus, d'autre part aux états infectieux chroniques, ou pour ces derniers en langage ordinaire aux états constitutionnels.

Je trouverai la réponse à ces différentes questions, dans l'étude de l'action exercée sur les individus, par l'agent thérapeutique complet par excellence, naturel, par les eaux dites minérales.

ACTION DES EAUX MINÉRALES SUR L'INDIVIDU, MÉCANISME DE CETTE ACTION.

Prenons au hasard dans la série des eaux bienfaisantes, celles de Contrexéville par exemple.

Sa composition intime est parfaitement connue de la chimie, bien entendu. Comme eau, c'est une

eau de source, elle contient en quantité scrupuleusement déterminée par l'analyse, outre de l'acide
carbonique, des sels de chaux, de fer, du manga-
nèse, de la silice, de l'arsenic, de l'alumine etc.
Si ces sels étaient les seuls agents actifs, suffisants, pour expliquer l'action thérapeutique du
liquide, il s'en suivrait qu'en plaçant dans une eau
de source bactériologiquement pure, la même
quantité de ces sels, on devrait obtenir un liquide
ayant des propriétés identiques à celles de la
source elle-même. Il n'en est rien. Il faut donc
qu'elle possède, en dehors de ces corps minéraux,
un autre principe essentiellement actif. Et ce
principe que ces eaux contiennent, qu'elles ont
emmagasiné, condensé en leurs molécules, ne
peut provenir que des couches profondes du sol
qu'elles ont traversées, et où elles ont pris naissance. Ce ne peut être qu'une force électro-magnétique ou une force procédant de celle-ci.

Et maintenant, dans leur passage à travers les
organes, par suite des combinaisons qui vont s'y
produire, ce fluide mis en liberté ira renforcer cet
élément de même essence, fluide vital, suffisant
dès lors pour remettre l'organisme en son état
normal.

Cette théorie rationnelle n'est évidemment pas
celle de la doctrine officielle, qui professe une
horreur grande pour tous les fluides en général,
car parmi eux et bien qu'elle veuille le nier, elle
entrevoit encore ce fluide vital des anciens qu'elle
n'a pu détruire et qui la détruira.

Je prévois que d'ici peu, et pour nous expliquer

toutes ces actions thérapeutiques mystérieuses pour eux, les savants bactériologues n'hésiteront pas à découvrir dans les champs sacrés de leurs microscopes, toute une légion de microbes, cette fois bienfaisants.

Ils nous trouveront le microbe spécifique guérissant le foie, dans les eaux de Vichy ; un autre microbe spécifique guérissant par ses vaccines la vessie et le rein, celui-là dans les eaux de Contrexéville, de Vittel et de Martigny ; un autre pour les douleurs rhumatismales, que l'on trouvera dans les bains de boue. Ce sera la suite logique de la phagocytose.

En attendant ces brillantes découvertes qui bouleverseront une fois de plus le monde, les savants expliquent les résultats obtenus, par une action mécanique et locale de ces eaux.

Elles agissent, disent-ils, mécaniquement à la façon d'un lavage, ou chimiquement par leur faible minéralisation. Sous leur action, la muqueuse des voies urinaires est légèrement excitée, fonctionne mieux, les mucosités sont diluées et les graviers entraînés au dehors. Voici qui pourrait à la grande rigueur expliquer, de très vague façon, le mécanisme de la guérison, si ces eaux ne prouvaient leur efficacité, que vis-à-vis de l'appareil urinaire.

Mais des auteurs recommandables autant que savants, leur reconnaissent une action des plus bienfaisantes sur la goutte et ses divers accidents.

Dans son livre sur l'eau minérale de Contrexéville, et les maladies au traitement desquelles elle convient, notre éminent confrère, le docteur

Mabboux, cite nombre d'observations témoignant de leurs vertus curatives dans les localisations utéro-ovariennes d'origine diathétique. Dans le même ouvrage, il signale les maladies de la prostate comme relevant de la même médication.

A son tour, le docteur Debout attribue à ces eaux une action favorable dans les engorgements du foie et dans les coliques hépatiques.

Aussi Durand Fardel ne pouvant expliquer avec la théorie classique, ces propriétés d'un même agent, sur différents organes éloignés les uns des autres, sur un état constitutionnel tel que la goutte, se contente-t-il de présumer.

Les résultats dit-il, que l'on obtient de ces eaux dans la goutte et dans les maladies de l'appareil hépatique, doivent être rapportés à une action élective sur l'appareil rénal, action manifeste, mais qu'il serait important de définir. Comme explication, c'est plutôt vague.

Le professeur Dujardin-Baumetz, donne la note exacte, il avoue franchement l'ignorance dans laquelle la science se trouve.

On ne saurait, dit-il, d'après la composition des sources déterminer exactement la spécialisation de ces eaux athermales à peine chlorurées. Il faut donc les juger en s'appuyant uniquement sur leurs effets physiologiques et sur les résultats cliniques.

Voulons-nous maintenant comparer l'action de ces eaux avec celle d'autres eaux de composition tout à fait différente ; et voulons-nous rechercher dans les auteurs classiques, l'explication du mécanisme de cette action ? Nous ne trouverons là en-

core qu'affirmations gratuites, qu'hypothèses ha-
sardées.

Ainsi prenons les eaux de Vichy. D'après les
affirmations magistrales contenues dans le dic-
tionnaire de thérapeutique de l'éminent professeur
Dujardin-Baumetz, page 758, les différentes eaux
de Vichy, à part les proportions différentes de
l'élément ferrugineux, ont une composition à peu
près la même pour toutes les sources. Leur thermalité du moins est un facteur ou un coefficient
d'une grande valeur thérapeutique.

Sur cette affirmation qui n'a, au point de vue
strict, que la valeur d'une affirmation, le docteur
Audhoui, dans un mouvement superbe d'éloquence,
s'écrie : « Merveille que ces fontaines de composition identique et d'égales vertus, jaillissant côte à
côte à des températures variées ! » Voici de l'eau
chaude, voici de l'eau tiède et de l'eau froide, et
toutes ces eaux quoi qu'on en dise, possèdent une
action médicale authentique. Elles ne diffèrent
que par la température, mais c'est capital.

Ceci revient à dire encore, qu'en prenant une
bonne eau de source, dans laquelle on aura mis
pour plus de précaution, des sels de Vichy, dans
les proportions strictement connues, puis en la
faisant chauffer à des températures différentes,
également déterminées, on devra forcément obtenir un liquide possédant des propriétés curatives
semblables à celle des eaux de Vichy, ce qui est
incontestablement faux. Il faut donc autre chose
que ces sels et que la chaleur, pour expliquer les
vertus des eaux minérales.

Que si, passant à un autre ordre d'idées, nous examinons l'action thérapeutique de ces diverses eaux, que différentient seuls les degrés thermiques, nous voyons qu'elles exercent une heureuse influence sur le foie, l'appareil urinaire, l'appareil digestif, les fonctions génitales, sur les anémiques, sur les atoniques, sur la goutte, sur le diabète.

Nous sommes donc autorisés à conclure que les eaux de Vichy sont reconstituantes dans la véritable acceptation du mot. Gubler définit leur action par un mot : médication d'assimilation. Mais ce mot, essentiellement vague, ne fait pas ressortir le mécanisme qui explique leur influence sur les économies, il le laisse absolument dans l'ombre, d'autant plus que ce mot peut s'appliquer intégralement à toute médication hydrominérale.

Il suffit, pour s'en convaincre, de lire les étiquettes placées sur les bouteilles contenant les eaux des sources les plus diverses. Toutes sont à peu de chose près identiques. Elles indiquent que toutes les sources, exercent une influence bienfaisante sur la vaste série morbide. Et c'est précisément cette action si étendue en apparence, inexpliquée ou mal expliquée par les maîtres, qui jette sur ces puissants remèdes une déconsidération injustifiée. Je viens de dire que leur action n'était étendue qu'en apparence, aussi je tiens à m'expliquer.

Lorsqu'on voit réunis sur un papier de dix centimètres carrés, les noms de ces nombreuses maladies que la médecine considère comme étant si dissemblables, et d'essences si variées, lorsqu'on cherche à comprendre comment une même eau possède des vertus aussi diverses, immédiatement surgit le doute, compagnon inséparable de l'incompris et du mystère.

Mais, si l'on vient à concevoir que ces différentes affections proviennent toutes d'une seule et même cause, la déchéance vitale, il devient facile de comprendre qu'un seul agent, s'il s'adresse à une seule cause, peut en faire cesser les effets.

Ainsi, j'en reviens à ces eaux de Contrexéville dont nous parlions tout à l'heure, et qui ne présentent pas à beaucoup près la même composition chimique que celles de Vichy. Malgré cela leurs propriétés sont à peu de chose près les mêmes.

Elles aussi atténuent ou guérissent les maladies du foie, coliques hépatiques, celles de l'appareil urinaire, de l'appareil digestif. Elles aussi exercent une influence bienfaisante sur la goutte, la gravelle et le diabète. Les effets étant les mêmes, les causes doivent être les mêmes aussi.

C'est, ainsi que je le disais tout à l'heure, cet élément fluidique qui emmagasiné par l'eau pendant son passage à travers certaines couches du sol, va en se dégageant apporter son concours au fluide vital affaibli et lui rendre son intensité normale.

Le degré de déchéance de ce principe vital, est exprimé par le degré de déchéance des organes. La localisation des diverses lésions est déterminée par les *loci minoris resistantiæ*, résultat des habitudes, du genre de vie, et aussi de l'hérédité.

L'action des eaux ne peut s'expliquer rationnellement que par ce mécanisme. Ce n'est pas sur
tel ou tel organe qu'elles exercent leur influence,
ce n'est pas sur tel ou tel appareil, c'est sur le
principe lui-même qui régit ces organes, ces
appareils, et qui redevenu normal fait rentrer
l'organisme dans son état normal. Il faut donc
pour leur emploi, savoir discerner celles qui
possèdent en plus ou moins grande quantité ces
forces fluidiques, pour pouvoir les opposer en une
exacte mesure, aux états morbides créés par une
déchéance vitale plus ou moins accentuée.

L'ignorance de cette proportionnalité, aurait
pour conséquence, soit des effets trop accentués,
dangereux, tels que les congestions si souvent
observées, soit des effets inappréciables.

La théorie classique affirmant sans explication
valable, que l'action curative des eaux est due
simplement aux éléments minéraux qu'elles contiennent, attribuant à ces corps, des propriétés
bienfaisantes, spéciales, vis-à-vis de tels ou tels
organes, se trouve immédiatement mise en défaut
par ce fait, que les eaux n'agissent pas seulement
lorsqu'elles sont ingérées, mais aussi lorsqu'elles
sont prises sous forme de bains.

L'éminent professeur Sée nous apprend que,
dans certains cas où les dyspeptiques ne peuvent
supporter qu'à grand'peine l'eau minérale en
boisson, les bains en agissant sur les conditions
générales de l'économie, sont d'un emploi utile ;
et il ajoute, qu'il en est de même des douches
chaudes et énergiques, appliquées sur diverses
parties du corps, chez les malades affaiblis.

Cette explication n'explique absolument rien. Les bains agissent sur les conditions générales de l'économie, dit l'éminent savant ; très bien, mais encore faudrait-il qu'il nous puisse dire par quel mécanisme ils agissent.

Ce sont toujours ces paroles vagues que l'on retrouve partout dans cette science vague qu'est actuellement la médecine. A ce compte, je ne vois pas d'utilité à envoyer les malades à Vichy ou autres stations. On peut trouver des bains partout, et les résultats tout particulièrement bienfaisants, reconnus par les buveurs de ces eaux eux-mêmes, ne seraient, d'après la phrase nouvelle inventée pour sortir les savants d'embarras, que le résultat d'une hallucination collective.

Cependant au milieu de toutes ces sources, dont les qualités mystérieuses plongent les praticiens en des réflexions profondes, quelques-unes se font remarquer surtout par le caractère plus occulte de leurs propriétés, je veux parler des eaux de Neris.

Voici ce que dit le professeur Dujardin-Baumetz à leur sujet :

L'action physiologique et thérapeutique des eaux chaudes et amétallites de Neris, pose d'une façon catégorique le problème le plus intéressant et le plus obscur de l'hydrologie médicale. On ne saurait contester les effets de ces eaux à minéralisation à peu près négative, et leurs vertus curatives. Et il nous est impossible d'expliquer ces actions, qu'il faut bien cependant, comme l'observe Durand Fardel, rattacher à quelque chose.

La thermalité, tel est le caractère le plus frappant de ces eaux d'une constitution chimique insignifiante.

Quand on prétendrait, dit Rotureau, que la chaleur native, élevée, des eaux minérales, contribue à leur efficacité, cette propriété est insuffisante pour expliquer leur puissance thérapeutique, car les physiciens et les chimistes ne signalent aucune différence entre le calorique de l'eau chauffée et celui de l'eau thermale. Il faut le reconnaître franchement, toutes les hypothèses même les plus ingénieuses, qui ont été émises jusqu'ici, ne peuvent rendre compte du principe ou de la cause première de la médication de Néris.

Nous nous trouvons donc ici en présence d'eaux qui ne possèdent aucun minéral de marque, amétallites, suivant l'expression de l'éminent savant.

Leur température varie entre 36°, grand établissement, et 53°9, puits de César ou d'Enfer.

Ces eaux communes, quant à leur composition, employées presque exclusivement sous forme de bains, déterminent, d'après de Laurès, chez les individus soumis à leur influence, les symptômes suivants : sensation de fièvre, frissons légers sans modification notable de la circulation, si ce n'est un peu d'abaissement du pouls ; tête lourde avec un peu de céphalalgie intermittente, prostration considérable des forces, fatigue générale, envie de dormir pendant la journée, insomnie et agitation la nuit, langue blanche et saburrale, soif ardente, l'appétit se trouble et finit par disparaître complètement, etc.

En considérant cette nomenclature des accidents produits par une eau de composition chimique commune, chaude seulement; il faut bien malgré tout, concevoir un agent qui les explique. Et cet agent, si l'on envisage simplement les données scientifiques actuelles, devait rester et est resté absolument introuvable.

Mon système, au contraire, dissipe le mystère; les eaux de Neris contiennent en quantité ces éléments fluidiques composés de magnétisme et d'électricité. Elles les contiennent en proportion très considérable, et c'est leur dégagement qui, s'opérant d'une façon continue dans le liquide qu'ils sursaturent, détermine comme à Vichy, comme dans toutes les sources semblables, la production du calorique.

De cette façon leurs effets se trouvent expliqués très rationnellement. L'individu n'est plus plongé dans une eau chaude simplement banale, mais dans un milieu de forces vives, d'énergies puissantes, qui le pénètrent de toute part, qui excitent son organisme à un haut degré, et le témoignage de cette excitation, est fourni par la période symptomatique que nous venons d'exposer plus haut.

A l'appui de ce que j'avance, je rappellerai que dans l'ordre matériel, nous produisons les mêmes effets. En présence d'une plaie atone, de bourgeons charnus qui languissent, que faisons-nous? Nous excitons par des caustiques cette plaie, nous l'avivons, et ainsi nous l'orientons grâce à la réaction favorable que nous y avons déterminée, vers la guérison définitive.

Au point de vue de vue de leur action thérapeutique, ces eaux comme celles de Vichy, comme celles de Contrexéville, sont efficaces vis-à-vis des affections de l'estomac, de l'intestin, des organes génito-urinaires, elles soulagent les rhumatisants à constitution lymphatique ou scrofuleuse, et exercent une influence très active sur les symptômes nerveux, sur les manifestations cutanées.

Certes, je ne veux pas les confondre avec ces autres sources dont je parlais plus haut et j'ai expliqué par la différence en plus ou moins de fluide électro-magnétique qu'elles possédaient, les différences de leurs actions. Mais somme toute, elles sont reconstituantes bien qu'amétallites, bien qu'employées sous forme de bains seulement.

Ce n'est donc pas par conséquent sur les différences de composition chimique, qu'il convient d'établir la classification des sources. Qu'elles soient chlorurées, sodiques, bicarbonatées, ferrugineuses, ceci n'a pas grande importance, étant donné d'abord la faiblesse extrême des quantités de sels qu'elles contiennent, étant donné surtout que ces différents sels administrés en dehors d'elle et dans les mêmes proportions n'auraient sur la maladie générale, qu'ils sont supposés combattre, qu'une influence illusoire. L'affirmation contraire ne peut convenir qu'à ce système scientifique inqualifiable, qui ne voit dans l'être animé qu'un vulgaire assemblage de cellules, de fibres, de globules, le tout amalgamé avec un peu de fer, de magnésie, de silice, d'alumine, etc. etc.

Ils se souviennent d'une seule chose, les savants

qui l'ont soutenu, c'est que l'être fut fait du li-
monde la terre, et ils le fouillent ce limon, ils le
tournent et le retournent, le torturent avec leur
scalpel, et l'examinent au microscope. Mais leurs
peines seront inutiles, leur labeur restera stérile
tant qu'ils refuseront de comprendre que pour que
le limon se meuve, pour qu'il agisse, pour qu'il
pense, il faut qu'un souffle spécial, qu'une force
d'essence supérieure soit venue lui donner la vie.

Aussi ne peut-elle aboutir et n'aboutit-elle, cette
science des bactériologues, qu'à des erreurs, qu'à
des impossibilités, qu'à la faillite.

L'étude rationnelle de l'action exercée par les
eaux dites minérales sur l'économie, et du mécanisme qui peut expliquer cette action, démontre
donc, en résumé, que l'élément chimique, quel il
soit, ne possède qu'une valeur insignifiante comparée à celle de l'élément physique. Ceci est démontré d'une façon péremptoire par les eaux
de Neris, qui amétallites n'en possèdent pas moins
des propriétés très actives ; par ces eaux de Vichy,
qui prises sous forme de bains, n'en déterminent
pas moins dans l'organisme des effets bienfaisants.

Que par conséquent, en dehors des eaux, l'élément chimique sorti du laboratoire ou extrait de
la nature, ne peut posséder qu'une valeur semblable au point de vue thérapeutique, c'est-à-dire dans
la plupart des cas une très faible valeur.

Que l'élément physique se trouve être le véritable auxiliaire de la médecine, et ces conclusions
qui s'imposent, doivent nous guider dans l'étude
que nous allons faire du mécanisme qui préside à
l'action des agents tirés du règne végétal.

ACTION DES PRINCIPES VÉGÉTAUX SUR L'INDIVIDU. MÉCANISME DE CETTE ACTION.

Ici nous sommes arrivés à un degré supérieur de la création. Nous trouvons dans le végétal, des principes minéraux constituant des fibres, des cellules, ainsi que tous les éléments principaux que l'on rencontre dans les êtres animés. Par suite, la force qui sert de lien entre ces différents atomes, n'est plus comme dans le minéral une simple force de cohésion. C'est un principe plus perfectionné, plus complet, qui sans avoir conscience de lui-même, présente bien des points communs avec cette force plus élevée qui vivifie les animaux. Le végétal vit, le végétal meurt. Il est donc obligatoire qu'autour de ce principe, issu du fluide universel, soient venus se grouper pour lui donner son faciès extérieur, son expression matérielle, des éléments plus complets, des éléments plus actifs.

Par des procédés chimiques, on a pu isoler de certaines plantes, ces éléments aux propriétés puissantes proportionnelles à l'intensité de la cause qui les avait assemblés. Je veux parler des alcaloïdes.

La chimie nous indique bien leur composition approximative. Ils ressemblent, affirme-t-elle, aux amides, aux ammoniaques composés, et leur formule générale pourrait jusqu'à un certain point s'exprimer de cette manière : $C^x H^y Azo^z$. Malheureusement, disent encore les chimistes, la formule compliquée de ces substances ne permet pas de connaître les radicaux auxquels on peut les rattacher. Le tout se résume en des rapprochements plus ou moins exacts. On pourra dire, par exemple, que la cicutine $C^8H^{15}Az$ est isomérique avec le nitrile de l'amide caprylique.

Pour expliquer son action, on pourra supposer sans preuve aucune, que la cicutine dérive par déshydration de la conhydrine, amide caprylique, et que, comme telle, on peut lui appliquer cette formule :

$$C^8H^{17}Azo - H^2o = C^8H^{15}Az$$

Acide caprylique   nitrile caprylique.

Ce nitrile caprylique, étant en même temps le cyanure d'éthyle en vertu de cette autre formule :

$$C^8H^{15}Az = C^7H^{15}CAz$$

Il s'ensuit que la cicutine, alcaloïde végétale, est la même chose que le cyanure d'éthylo, produit chimique.

Ainsi sont expliquées les propriétés dangereuses de la cicutine et des autres alcaloïdes. Ainsi sont transformés, avec la complicité de la médecine, les phénomènes biologiques en simples réactions chimiques.

Si cette manière de procéder et de comprendre était légitime, il s'ensuivrait que l'alcaloïde chimique, devrait pouvoir exactement remplacer l'alcaloïde végétal, et que les cyanures, les amides et les nitriles, pourraient être en thérapeutique employés au même titre que les principes végétaux correspondants. Cependant il n'en est rien et on pouvoit prévoir ce résultat négatif. Car ce que la

médecine utilise, ce qu'elle introduit dans l'organisme, c'est la partie vivante du végétal, sa partie
active, fonction de ce principe essentiel, condensé,
solidifié pour ainsi dire, et qui, par le mécanisme
indiqué plus haut, va régénérer le fluide vital
affaibli.

L'action plus active qu'exercentsurl'individu, les
sucs végétaux, comparée à celle des minéraux,peut
s'expliquer par ce fait, que le principe vital des
premiers se rapproche d'une façon sensible de celui des animaux.

Cette affirmation est basée sur l'identité d'origine du règne végétal et du règne animal.

Dans la *Revue des Sciences* du 21 novembre,
M. Fauvel émet la théorie suivante :

Le règne végétal et le règne animal, nés dans
le milieu marin, ont eu pour point de départ deux
éléments monocellulaires absolument identiques.
La seule différence que l'on y aurait pu découvrir,
aurait été dans les uns la présence, dans les autres
l'absence de grains de chlorophyle en leur protoplasma.

Au point de vue de leur nutrition, la cellule végétale verte s'alimenterait de matières minérales,
la cellule animale incolore devrait au contraire,
chercher ses éléments nutritifs dans la cellule
verte ou ses débris.

C'est à l'aide de sa motilité, guidée par la sensibilité que n'entrave aucune enveloppe solide,
qu'elle procéderait à cette recherche ; tandis qu'en
général, la cellule végétale ne pourrait se servir
de ces deux propriétés essentielles, qu'à l'intérieur
de sa prison de cellulose.

L'origine de la division des êtres organisés en deux grands groupes, reposerait donc uniquement sur leur mode d'alimentation ; et c'est sous l'influence de la même cause qu'ils s'éloigneraient de plus en plus l'un de l'autre, au fur et à mesure de leur transformation.

Cette manière de voir peut servir à expliquer rationnellement l'influence bienfaisante que peuvent exercer, sur l'économie animale, les substances végétales, et légitimer la thérapeutique dosimétrique basée sur l'emploi des alcaloïdes.

Cette thérapeutique est rationnelle au premier chef, quand il s'agit d'états infectieux, de ces affections qui atteignent d'emblée l'organisme tout entier, dans lesquels la fièvre vive, l'abattement profond, témoignent d'un affaiblissement considérable du dynamisme vital. Car, en introduisant dans l'économie ces essences végétales, en les administrant à petites doses régulières et fréquentes, en quantité parfaitement connue, strictement exacte, à l'état pur, elle peut à l'avance escompter leurs effets. Ces principes puissants condensés en petit volume, dégagent en l'intimité des organismes où on les introduit, des forces, des énergies procédant exactement de l'énergie vitale de la plante ; ils donnent le coup de fouet violent qui relève de sa déchéance la force animale de même essence, de même origine.

C'est dans cet ordre d'idées surtout, que je saisis l'avantage présenté par la dosimétrie, et que je la considère comme un des procédés de la thérapeutique rationnelle.

Son tort à elle, ridiculisée, bannie sans raison aucune par la science officielle, est de n'avoir pas posé la question sur son véritable terrain ; c'est d'être, elle aussi, restée empirique; c'est d'avoir employé son éloquence à démontrer que le granule était supérieur à la potion. C'est vrai dans bien des cas, mais pour beaucoup, c'est peu, et il eût été plus avantageux pour elle, de porter le débat sur le fond plutôt que sur la forme.

Quoi qu'il en soit et ceci n'est pas douteux, elle prendra dans la science la place qui lui est légitimement due. Et si elle ne l'occupe déjà, c'est que plus une idée est juste, moins vite elle est acceptée, ce qu'on peut exprimer ainsi en langage mathématique :

« La valeur d'une idée est en raison inverse de sa vitesse de propagation et des enthousiasmes qu'elle soulève. »

Jusqu'à présent, nous avons été conduit à admettre : 1° Que la puissance des agents thérapeutiques, était proportionnelle à la valeur de l'élément dynamique qui caractérisait le règne doù ils avaient été tirés.

2° Que celui-ci est faible dans le règne minéral, où on ne trouve qu'une simple force de cohésion; plus complet dans le règne végétal, où le même principe se manifeste avec des propriétés variées. Enfin que la puissance thérapeutique des corps qui composent ces différents règnes suivait exactement la même marche ascendante.

Il en résulte donc par déduction logique, que les agents thérapeutiques tirés du règne animal, doivent présenter pour des raisons semblables des propriétés plus actives encore.

ACTION DES AGENTS TIRÉS DU RÈGNE ANIMAL.

La médecine ancienne a puisé dans ce milieu une grande partie de ses remèdes. Leur nomenclature nous semble bien bizarre aujourd'hui. *Cornu cervi, Gadus morua, pulvis e testa sœpiœ, viverra civetta, etc. etc.* On sourit, et pourquoi ? Je suppose qu'autrefois on observait des guérisons tout comme aujourd'hui, l'illusion était la même pour les antiques praticiens ainsi que pour les modernes qui administrent simplement, ce qu'ils disent être le principe actif de la corne de cerf, du cloporte, etc. etc. sels minéraux.

Et cette illusion consistait à voir un remède actif, dans une chose à peu près indifférente et à lui attribuer le motif de la guérison.

Voici ce qu'écrivait, en 1854, Pierre Bernard dans l'*Union médicale* pour expliquer ces emprunts de la thérapeutique à l'animalité.

«Pourquoi s'étonner après tout, que l'homme ait essayé de demander à la substance animale la réparation de son existence, lorsque le fond même de cette existence est puisé dans la substance des animaux ? » Et il avait raison.

Pour moi, ces principes fournis par les éléments minéraux contenus dans l'être organisé, n'ont qu'une valeur tout à fait secondaire, ainsi que je l'ai déjà indiqué.

Mais tout autre doit être l'action des éléments organiques vivants, qui détiennent en proportion plus ou moins considérable l'élément vital propre à chaque être.

Cette action a été vérifiée dans ces derniers temps.

En vue de guérir l'homme de certaines maladies, expressions pour la plupart d'une déchéance vitale profonde, Brown-Sequard injecta dans l'organisme humain, des liquides obtenus en exprimant le suc de certains organes, de certaines glandes, provenant des animaux.

Ce procédé de thérapeutique, ni plus ni moins empirique que les autres procédés inscrits dans le codex, eut le don d'exciter la verve de nos plus spirituels confrères.

Tout par la tripe maintenant, s'écriait l'un d'eux, dans une mordante satyre.

La médecine va forer des puits de Jouvence dans les promontoires abdominaux du cochon d'Inde.

Elle fricotte de la rate de bœuf pour guérir l'impaludisme, ses clystères seront chargés de cendrée de Pancréas pour tuer le diabète.

Vive la blanquette des corps pituitaires, pour combattre l'acromégalie.

Hourrah pour le thymus de veau, lorsqu'il s'agit de vaincre la maladie de Basedowa.

A première vue, la satire ne manque pas de justesse, car enfin, pourquoi les corps thyroïdes d'un animal guériraient-ils l'icthyose chronique spécialement ?

Et cependant, il est indiscutable que les résultats de cette pratique furent, au dire même de ceux qui s'y soumirent, très souvent merveilleux. Ces succès furent constatés par plusieurs confrères, il convient donc de tenir compte de ces observations et de chercher à les expliquer.

Dans ma théorie, le mécanisme apparaît très simple : ce n'est plus contre telle ou telle maladie, entité morbide, qu'agit le suc de tel ou tel organe, c'est contre la cause elle-même des différentes formes morbides.

C'est, ici encore, cette portion de force animale contenue dans les sucs, qui vient apporter son concours au principe vital humain, dont la déchéance est indiquée par les diverses lésions dont nous venons de parler.

A tout ceci il existe un corollaire, car ces succès obtenus à l'aide d'un suc tiré des organes, laissent entrevoir que si chez l'animal on parvenait comme dans le végétal à isoler, à condenser la force neurique rayonnante, à en exprimer en un mot son alcaloïde, on obtiendrait par ce moyen des effets prodigieux.

Cependant, d'après ce que je pense, ces agents, s'ils étaient découverts, devraient moins encore que les sucs de Brown-Sequard, être employés dans la thérapeutique humaine. Car, procédant d'un principe puissant, de même essence, mais de qualités différentes que le principe humain, ils pourraient orienter les organismes vers des réactions dangereuses.

J'ai parlé d'alcaloïdes animaux. Les découvertes

de Gauthier et de Sélini ont démontré qu'ils existaient réellement. Ces auteurs leur ont donné le nom de ptomaïnes, leurs propriétés sont redoutables, supérieures même à celles des alcaloïdes végétaux. Mais alors que ceux-ci ont été extraits de la plante en pleine force, les ptomaïnes n'apparaissent que dans les cadavres, que dans les putréfactions.

Elles ne sont donc plus l'expression du principe vital disparu, mais ne représentent que les déchets de cette force. Fruits des pourritures et des décompositions, elles ne pourront jamais être utiles à la science qui a pour mission de conserver la vie.

Et cependant, c'est ce que font les bactériologues ; c'est dans un foyer d'infection qu'ils vont chercher leurs remèdes, leurs vaccines, les principes de vie.

O Jenner, ô vaccine, que de crimes on commet en vos noms !

INFLUENCE DE L'ÉLECTRO-MAGNÉTISME ET DE L'ÉLECTRICITÉ SUR LES MANIFESTATIONS MORBIDES. — PROCÉDÉ DE M. D'ARSONVAL.

J'ai démontré, dans le courant de cet ouvrage, par quelle filière, par quel mécanisme, les procédés thérapeutiques de la bactériologie conduisaient l'organisme à sa déchéance, je n'y reviendrai donc pas. Mais je résumerai ces idées générales de thérapeutique rationnelle, qui ressortent de mon exposé précédent, en disant que l'action exercée sur l'individu par les minéraux, celles des eaux dites minérales, celles des sucs tirés des végétaux ou des animaux, pourraient se résumer en l'action d'une force électro-magnétique, venant ajouter ses effets à ceux de la force vitale de même essence que possède chaque individu.

On peut donc en déduire logiquement que l'électricité doit exercer sur l'être une influence bienfaisante.

Cette déduction logique de toute ma théorie, se trouve être d'accord avec certaines théories empiriques.

Le docteur d'Arsonval guidé par un fait d'observation, la quasi déchéance de la race, se demandait si l'abus de toutes ces inoculations virulentes n'était pas pour quelque chose, dans ce résultat désastreux.

Ce n'est pas que cet éminent savant doutât de leurs effets bienfaisants, au point de vue de telle ou telle maladie, mais il craignait leurs effets lointains, la répercussion éloignée qu'elles pouvaient avoir sur l'organisme.

N'ayant qu'une foi médiocre en tous ces médicaments que l'on introduit en potion dans notre malheureux estomac, craignant ceux que l'on inocule sous la peau, il songea à l'électricité, non pas comme force vive, comme force composante de la force animique, mais comme élément destructeur du microbe.

Voici ce que dit à ce sujet la *Semaine scientifique* :

« Le docteur d'Arsonval dans les dernières recherches dont il vient d'entretenir l'Académie, et qui si les succès futurs viennent confirmer les résultats déjà acquis, sont le premier chapitre d'une médecine vraiment nouvelle et rationnelle sans médication et sans introduction de corps étrangers, etc.

Le savant professeur du collège de France emploie le système des courants alternatifs à haute fréquence, très avantageux d'abord par la quantité de fluide qu'il fait passer dans l'économie, et aussi par ce fait que le corps humain ne ressent au passage de ces courants, aucune impression, nos nerfs moteurs n'étant pas plus adaptés à ces grands nombres d'excitations, que notre ouïe n'est constituée pour recueillir comme son, des vibrations de plus de 40,000 à la seconde. »

C'est à la suite de certaines expériences, que M. le professeur d'Arsonval avait été amené à poser ces conclusions.

Il avait en même temps que M. Charrin, constaté qu'en faisant passer ces courants dans un tube renfermant des toxines, la toxicité de ces poisons se trouvait considérablement atténuée. Or, comme il était toujours possible de faire passer ces courants dans le corps d'un malade, il y avait lieu d'espérer des guérisons et améliorations directes.

Dans cette manière de voir, nous rencontrons de suite l'erreur fondamentale de la méthode ex-

périmentale, laquelle consiste à conclure de
ce qui se passe in vitro à ce qui se produit dans
l'organisme vivant.

Nous en relevons une deuxième, qui procède,
elle, des données mêmes de la bactériologie. Cette
science du microbe, considérant toutes maladies
comme produites par l'infiniment petit, croit avoir
tout fait lorsqu'en un endroit déterminé elle est
parvenue à le détruire. Ce n'est pas à beaucoup
près suffisant.

Que le courant électrique atténue la fermentation qui s'est produite dans un liquide organique,
et que partant il soit un obstacle à la pullulation,
à la transformation des microbes ordinaires venus
du dehors, ceci est parfait dans un bouillon ; mais
dans l'être vivant, cett e action comprise ainsi ne
s'adressant pas à la cause réellement active, mais
simplement à ses effets, deviendrait insuffisante
pour assurer la guérison.

Cette discussion, au premier abord, semble n'a-
voir qu'une importance tout à fait théorique, puisque j'ai l'honneur d'être en parfait accord avec ces
éminents savants, lorsqu'il s'agit des résultats pratiques obtenus par l'électricité, et aussi puisque
j'ai le bonheur de voir ma méthode rationnelle
sanctionnée par la méthode expérimentale.

Cependant, à vrai dire, elle m'apparait possédant
certains côtés pratiques qui ne doivent pas être
passés sous silence.

Ces côtés pratiques ont rapport :

1° Au rôle exact que peuvent jouer les courants
électriques de MM. d'Arsonval et Charrin, dans
l'organisme.

2° Aux espérances que l'on peut fonder sur ce puissant agent.

Jusqu'à présent, j'ai considéré l'électricité comme un puissant facteur thérapeutique, et j'en ai expliqué les raisons. Mais seule elle ne constitue pas un agent complet, car l'électricité que l'on obtient dans les laboratoires par l'action des acides sur les métaux, n'est pas, en réalité, l'électricité telle qu'elle existe dans la nature.

Dans le laboratoire nous obtenons [illegible] dans la nature elle se trouve [illegible] en [illegible] proportions inconnues avec d'autres forces. Et ce composé merveilleux, en lequel chaque être va puiser les quantités et les qualités vitales qui lui sont nécessaires, jouit au point de vue biologique de propriétés spéciales, que ne possède pas à même degré le fluide électrique isolé.

Pour exprimer ma pensée d'une façon plus complète, je dirai que le fluide électrique obtenu dans les laboratoires, est au fluide électrique naturel ce que les étyles et les [illegible] les [illegible] végétaux, ce sont peut-[illegible] sont pas des idée[illegible]

Avec l'alcalo[illegible] nous introdui[illegible] tie de cette fo[illegible] ture, procéd[illegible] gnétisme, [illegible] Cette forc[illegible] la force [illegible] s'y mêl[illegible] des eff[illegible]

Et maintenant que l'on se serve de l'électricité issue des piles et des bobines pour favoriser cette combinaison, comme on le fait pour la molécule d'oxygène et celle d'hydrogène, ce sera lui donner son emploi le plus fécond.

Je me résumerai donc en disant que l'électricité employée isolément, par ce fait qu'elle détruit le microbe, qui entretient par une action en retour l'infection dans l'économie, par ce fait qu'elle agit comme force sur l'organisme, constitue un excellent agent thérapeutique.

2° Qu'employée seule, ses effets ne sont pas complets et que par conséquent il doit d'après ma théorie y avoir avantage à ajouter au procédé de MM. Charrin et d'Arsonval, l'usage des alcaloïdes ; que son action se trouve de ce fait considérablement accrue.

3° Les deux parties de mon système se trouvent dès lors vérifiées l'une par l'autre.

D'un côté, ce sont les modifications survenues dans les qualités des agents atmosphériques caractérisées surtout par une dépression des forces électro-magnétiques, composantes de ce milieu, qui déterminent dans l'être l'apparition des états infectieux. Et cela parce que cette dépression dans le milieu doit correspondre obligatoirement à un affaiblissement dans la force vitale de l'individu, composée elle aussi en des proportions inconnues de magnétisme et d'électricité.

D'un autre côté, ce sont les mêmes éléments dynamiques, qui introduits dans l'économie, vont s'additionner à ce qui reste de la force vitale, la relèvent, la régénèrent, et s'ils sont donnés en quantité suffisante et de manière convenable, peuvent conduire l'organisme vers la guérison.

Je peux donc opposer avantageusement ces idées générales de thérapeutique rationnelle à la thérapeutique des symptômes employée exclusivement dans la médecine bactériologique, je peux donc opposer ce mécanisme, qui explique l'action de l'agent thérapeutique à l'empirisme étroit de la médecine actuelle.

Et combien est grande cette simplification apportée à cette science par ces données exclusivement logiques !

Au point de vue pathologique, tous les états morbides se trouvent réunis en ces trois groupes principaux et suffisants.

Etats morbides simples, dans lesquels l'organisme ne présente aucune réaction générale, la force vitale reste intacte.

Etats infectieux aigus, dans lesquels l'organisme entier est attaqué et où la force vitale a été brusquement atteinte.

Etats infectieux chroniques qui marquent une déchéance lente, mais progressive de cette même force vitale.

A cette simplification dans la pathologie correspond la même simplification dans la thérapeutique.

Aux états pathologiques simples, on opposera de simples soins hygiéniques, et si l'on veut, comme adjuvants, les divers topiques minéraux. J'ai expliqué plus haut ma pensée à ce sujet.

Contre les états infectieux aigus, qu'ils se nomment rougeole, oreillons, scarlatine, fièvre typhoïde, diphtérie, tuberculose, contre ceux en un mot, qui témoignent d'une atteinte brusque dans le mécanisme vital, on emploiera de suite le médicament énergique par excellence, l'électricité, en même temps que les alcaloïdes qui s'adressent précisément à la cause du mal elle-même. Pour l'emploi de l'électricité, on se servira de la méthode d'Arsonval, qui a donné déja de si remarquables résultats ; pour l'emploi des alcaloïdes, la dosimétrie nous servira de guide. Et maintenant, si l'on s'attaque directement à la lésion lorsqu'elle existe et lorsqu'on peut l'atteindre ainsi que le fait la médecine bactériologique, nous aurons institué de cette façon le traitement rationnel de toutes maladies infectieuses aiguës.

A ces pratiques fondamentales s'en peuvent ajouter d'accessoires. La balnéation joue, vis-à-vis de ces états infectieux aigus, un rôle important bien que secondaire.

Ce n'est pas bien entendu de cette balnéation froide dont je veux parler. Celle-ci m'est toujours apparue lorsque je l'ai vu appliquer, comme un procédé inhumain, barbare, j'ajouterai dangereux. J'entends dans les voix de mes souvenirs, se mêler les cris de terreur des malheureux typhoïdiques transportés vers les froides piscines, j'entends les plaintes douloureuses qu'arrachait au paludéen brûlant le contact des douches glacées. Et je me souviens aussi du souci des confrères qui attendaient que la réaction voulût bien se produire

Mais je veux parler de la balnéation qu'accepte avec plaisir tout malade, celle qui est agréable, bienfaisante et utile, la balnéation tiède. Quel peut être le degré thermique ? Mais il ne convient pas de le déterminer une fois pour toutes le but à atteindre est de rafraîchir le malade et non pas de le refroidir.

C'est ce sentiment de plaisir, qui indique d'abord que l'harmonie dans l'être tend à se rétablir, et qui nous donne la preuve la plus positive, que le remède employé est vraiment meilleur que le mal.

Pour les états infectieux chroniques, dans lesquels l'affaiblissement de la force vitale ne se fait que lentement, qui ne nécessite pas une intervention brusque, violente, intensive, l'emploi des eaux dites à tort minérales, me semble complètement indiqué.

Actuellement l'empirisme seul préside au choix qu'il convient de faire entre toutes ces sources aux vertus mystérieuses.

Les tendances de chaque médecin appelé à donner son avis, servent d'indication. Aussi que de contradictions, résultats obligatoires des classifications fausses et des données incertaines !

Heureusement pour les malades, que les sources quelles elles soient agissent de la même manière. Reconstituantes toujours, le bénéfice en est certain bien qu'accentué plus ou moins.

Pour expliquer ce fait étrange, beaucoup d'éminents praticiens ont déclaré sentencieusement, que le changement d'air joint au changement de manière de vivre, aux plaisirs, aux distractions, étaient les auteurs uniques de toutes les cures constatées.

D'après mon système, le problème se trouve très facilement posé. Puisque le principe actif est connu, il s'agit de déterminer pour chaque eau, l'intensité de ce principe qu'elle contient. Il est bien entendu, que l'on aura à tenir compte de l'action mécanique, qu'exercent en plus certaines eaux particulièrement digestives, sur les organes qu'elles traversent ; mais ceci ne constituera qu'une particularité, la base de la classification restera pour toutes identique.

Bien des personnes considéreront la chose comme impossible, et se diront en souriant que longtemps encore le problème restera posé.

Je ne suis pas de cet avis, les données nouvelles nous permettent d'avoir confiance.

C'est vers les phénomènes du magnétisme animal que sont tournés maintenant les regards. C'est dans cet ordre d'idées que travaillent les nouveaux savants.

Proscrite jusqu'en ces dernières années, par le jordanisme intolérant de certains maîtres, cette science disparue nous apparaîtra brillante, et en même temps que ses secrets, elle nous livrera ceux du magnétisme terrestre, car les uns procèdent des autres. Le savant docteur Baraduc vient d'annoncer aux Sociétés savantes, la découverte très intéressante d'un appareil remarquable. Sorte de galvanomètre, il permet de constater la force neurique, émanation du fluide vital que rayonne tout individu.

Les inconnues de mon problème commencent donc à disparaître. Il ne reste plus maintenant qu'à trouver, d'après les mêmes principes, l'appareil enregistrant l'élément dynamique, que rayonnent ou que contiennent en leur intimité les eaux dites minérales.

Et alors les indications deviendront plus précises. Connaissant d'une part la déperdition fluidique correspondant à tel ou tel état pathologique, connaissant de l'autre la valeur intensive de telle source et de telle autre, le choix pourra facilement et logiquement se faire.

C'est par le même mécanisme, que nous expliquerons l'action bienfaisante qu'exerce sur certaines affections infectieuses chroniques, l'altitude et les climats marins.

Pour ces derniers, la chimie encore nous apprend que le chlorure de sodium et que l'iode en constituent les principes véritablement actifs. Elle ne tient pas compte naturellement de ce dégagement de forces vives qui s'effectue de ces masses en perpétuel mouvement, se heurtant, s'entrechoquant, sources d'électricité. Ce sont ces forces devenues libres, qui se répandent, qui saturent les contrées limitrophes, constituant ainsi les causes logiques de leur fécondité. Ce sont elles qui assureraient toujours à l'homme, dans ces climats favorisés, et la vigueur et la santé, si l'homme ne venait parfois atténuer leurs effets bienfaisants par ses habitudes d'intempérance.

J'ajouterai que le chlorure de sodium, que l'iode ne sont pas matériaux inertes. De même que ces corps minéraux que l'on trouve dans les eaux, ils fixent en leurs molécules, des parcelles de ces éléments fluidiques au contact desquels ils se sont formés, et ils les dégagent eux aussi, lorsqu'ils se trouvent en rapport avec nos organes.

Leur rôle est le même partout : ce sont des condensateurs.

DE LA MÉTHODE MÉDICALE

J'ai maintenant accompli une partie de la tâche que je me suis imposée. J'ai démontré que la méthode positive de Comte, loin de donner à la science médicale ce caractère d'exactitude qu'elle lui avait promis, ne lui avait apporté au contraire qu'incertitude, qu'indécision.

J'ai fait ressortir qu'elle avait jeté la médecine, devenue bactériologique sous son influence, en des voies dangereuses, et j'ai indiqué les abîmes vers lesquels elle l'avait conduite, en lesquels elle l'avait fait choir.

Par l'observation rigoureuse et l'interprétation logique des phénomènes morbides, et par l'étude rationnelle de l'action qu'exerçaient sur lui certains agents naturels, j'ai fait ressortir que l'homme ne pouvait pas être considéré comme un simple amas de molécules productrices de forces, mais que son principe essentiel était une force spéciale, de nature supérieure, indépendante de la matière, procédant des forces au milieu desquelles elle se manifestait ; que les unes agissaient et réagissaient

sur les autres, et que l'être subissait le contre-coup
de ces actions et de ces réactions.

Que dans ces conditions, les origines morbides
se trouvaient logiquement ramenées à l'unité,
puisqu'on ne pouvait les concevoir que comme
conséquences d'un affaiblissement survenu dans
ces forces.

Et qu'enfin, à l'unité dans les origines des maladies, correspondaient fatalement l'unité dans les
moyens de réparation, puisque cette dépression
de la force ne pouvait être compensée qu'à l'aide
d'une force similaire.

Et alors, au point de vue philosophique, je suis
armé pour les futures discussions. A ces affirmations classiques, sorties des laboratoires, que le
principe vital, que l'âme n'existe pas, puisqu'on
ne l'a jamais trouvé sous le scalpel, jamais sous
le microscope, j'opposerai victorieusement, cette
progression des forces que l'observation directe
proclame obligatoire pour l'explication des phénomènes que la médecine étudie. Progression qui se
trouve exprimée dans la hiérarchie des règnes, par
cet élément dynamique réduit d'abord à son expression la plus simple dans le minéral, et qui
s'élève graduellement jusqu'à la force active,
consciente, animique, permettant en montant encore et en augmentant les degrés, d'arriver à l'initial principe, source de toutes les énergies.

Ainsi se trouvera expliqué le divorce éclatant
de la matière et de l'esprit, prononcé par la science
mal informée au profit de la matière.

Car celle-ci n'apparaîtra plus que comme l'expression plastique de la force.

Ce ne seront plus les éléments matériels qui pourront être considérés comme les sources de toutes forces. Ce seront au contraire celles-ci, qui par leur puissance d'attraction, auront groupé autour d'elles, les éléments matériels adéquats à leur valeur propre, justement nécessaires, exactement agencés, pour leur permettre, à elles, de donner, dans le monde des effets, le maximum de leur puissance.

En présence de ces résultats auxquels ma méthode m'a conduit, si complètement opposés à ceux fournis par la science médico-bactériologique, il m'a semblé utile de les légitimer encore au point de vue philosophique, en faisant ressortir la non-valeur absolue de la méthode expérimentale, lorsqu'on veut l'appliquer à la médecine.

Ce n'est pas que je considère la méthode comme suffisante à elle seule pour découvrir la vérité, mais ainsi que nous l'enseignait mon regretté professeur de philosophie, M. Grandjean, son officine exquise, la science. La méthode étant alors nécessaire à la science, il existe entre phénomènes, il y a une autre branche dans laquelle tout l'avantage est de son côté. La recherche inductive ayant pour but de déterminer à quelle cause quels effets sont liés, on peut commencer par l'un ou l'autre bout du chemin qui conduit d'un point à l'autre, on peut chercher les effets d'une cause donnée ou la cause d'un effet donné.

Il est évident que l'expérimentation artificielle n'est applicable qu'au premier de ces modes d'investigation.

Nous pouvons prendre une cause et faire l'épreuve de ce qu'elle produira, mais nous ne pouvons pas prendre un effet et faire l'épreuve de ce pourquoi il sera produit. »

Cette vérité qui possède la force d'un axiome, est la condamnation absolue de la méthode expérimentale de la méthode empirique, appliquée à la médecine.

Et, en effet, ce que nous saisissons dans la maladie ce n'est pas son essence, mais simplement ses formes extérieures, ce que nous saisissons en elle, c'est la fièvre qu'elle détermine, c'est l'abattement profond, c'est la lésion qu'elle occasionne, ce sont en un mot les symptômes, les effets de la maladie, la cause intime reste inconnue. C'est donc sur un des symptômes, que la bactériologie appliquant son expérimentation, prétend être arrivée à la découverte des origines.

Reprenons son point de départ. Elle se trouve en présence d'une lésion, effet direct de la cause inconnue, et son microscope lui révèle, en l'intérieur de cette lésion, la présence d'éléments figurés infiniment petits. En cet instant elle ignore complètement et la cause de la lésion et la cause des micro-organismes, mais elle introduit dans un organisme sain ces éléments figurés, et parfois elle y reproduit la lésion originelle, d'où elle conclut dès lors qu'elle tient la cause de la lésion primitive.

La faiblesse de la méthode est immédiatement apparente, l'erreur d'interprétation qui en découle saute aux yeux des plus prévenus. Car, vis-à-vis de la cause première, la lésion était un effet, et vis-à-vis de la lésion, le microbe lui aussi était également un effet. Elle a donc en appliquant pour la recherche de la cause inconnue, son expérimentation artificielle sur les effets de cette cause, agi contrairement à toute méthode philosophique, et dans ces conditions ses expériences ne pouvaient lui démontrer qu'une chose, c'est que le microbe était le produit, l'effet de la lésion.

Ceci devient évident, si l'on veut bien considérer que les mots de causes et d'effets, n'ont pas au point de vue des phénomènes une signification absolue. Je m'expliquerai en disant que tel effet, expression d'une cause, peut parfaitement devenir cause à son tour, vis-à-vis d'une autre série de phénomènes. Ainsi, dans le cas particulier, nous avons la cause inconnue pour les bactériologues, qui donne naissance à la lésion, celle-ci devient cause à son tour et fournit le microbe. L'expérimentation bactériologique s'adressant à la cause donnée, c'est-à-dire à la lésion, en fait ressortir l'effet qui se trouve être le microbe, mais le principe originel reste toujours à découvrir.

La science, il est vrai, nous affirme qu'il nous doit échapper toujours. Nous ne pouvons, dit Claude Bernard, connaître les lois de la nature que par leurs relations ou leurs causes déterminantes ou prochaines, c'est-à-dire dans les circonstances et les conditions qui précèdent ou déterminent la manifestation des phénomènes. Nous ne pouvons en rien, atteindre les causes premières, nous savons ou nous pouvons savoir l'enchaînement des causes secondes, le pourquoi initial nous échappe.

Ceci est évident, mais il convient de s'entendre. Entre cette cause première, ce pourquoi initial et le phénomène que nous observons, la distance est infinie. Cependant il n'existe pas de vide entre ces deux termes extrêmes, l'espace qui les sépare, se trouve comblée par cette chaîne ininterrompue de causes, produisant des effets qui devenant causes à leur tour, déterminent de nouveaux effets. C'est cette échelle dont le pied touche la terre, et dont le sommet se perd dans les divins espaces, que l'esprit humain et que la science doit [illegible] gravir échelon par échelon. Les [illegible] marquent les étapes de cette [illegible] dessus de la dernière [illegible] dernier mot

verait renfermé en les limites étroites qu'une
sorte de révélation scientifique émanant d'un premier venu, aurait strictement déterminé et que
nul ne saurait franchir sans risquer l'excommu-
nication.

L'erreur philosophique de la bactériologie, a donc
son point de départ dans une interprétation erronée
de la pensée du savant maître. Puisque nous ne
pouvons connaitre a-t-elle dit, la cause première,
alors à quoi bon la chercher? Les maladies, comment naissent-elles? Mais c'est très simple, elles
naissent par la contagion d'une autre maladie, le
microbe nait du microbe, voilà le secret dévoilé,
car entre le microbe et le principe des principes,
il n'y a plus rien ; telle est la conclusion à laquelle vient aboutir la bactériologie.

De ce fait indiscutable, que la maladie ne nous
apparait que par ses effets, et puisqu'ainsi que l'exprime Stuart-Mill, nous ne pouvons pas prendre un effet et faire l'épreuve de ce pourquoi il sera
produit ; il s'en suit forcément, que la méthode
expérimentale ne peut être appliquée à la médecine.

Dans un autre ordre d'idées, cette impossibilité
apparait très nettement encore. L'objet qu'embrasse la médecine est trop vaste pour que cette
méthode incomplète puisse être suffisante. L'homme ne tire pas de lui seul, les éléments nécessaires
à son existence et à l'entretien de sa santé. Ses
échanges avec l'extérieur s'effectuent de façon
constante, et le milieu dans lequel il évolue, exerce
sur lui des actions puissantes, essentiellement
variées, indiscutables autant que mystérieuses.

Considéré en lui-même, en sa personnalité, combien d'éléments inconnus s'y rencontrent, qui font varier à l'infini pour chaque individu, les réactions qu'il présente vis-à-vis de ces agents extérieurs.

Et que peut faire dans ces conditions la médecine de son expérimentation. Elle aura beau fouiller les fibres, scruter une à une les cellules, les molécules qui composent l'être qu'elle étudie, elle ne parviendra jamais à réaliser la synthèse qui serait nécessaire pour prouver d'une façon satisfaisante, la valeur de son expérimentation ou des déductions qu'elle en a tirées. Elle est donc condamnée à analyser toujours sans jamais espérer pouvoir conclure.

Que la chimie dont l'objet est simple se serve de cette méthode, rien de mieux. Son analyse lui a démontré que l'eau était composée d'un atome d'oxygène et de deux atomes d'hydrogène, elle vérifie le fait par la synthèse ; la preuve est faite. Mais quand il s'agit des phénomènes morbides qui se passent en l'homme, la recherche des antécédents indispensable lorsqu'on veut arriver aux causes, devient par l'expérimentation absolument impossible.

« Nous sommes, pour cette recherche, obligés de procéder toujours du connu vers l'inconnu, dit Stuart-Mill. Or, toutes les fois que n'ayant rien qui nous conduise à la cause, nous sommes obligés de partir des faits, et d'appliquer la règle de variations des circonstances aux conséquents et non aux antécédents, nous sommes nécessairement privés de la ressource de l'expérimentation artificielle. Il n'y a pas moyen de produire les effets autrement que par les causes, et dans l'hypothèse, les causes de l'effet en question ne nous sont point connues. Il ne reste donc d'autres expédients que de l'observer là ou il se présente spontanément. S'il arrive que la nature nous offre des cas suffisamment variés dans leurs circonstances, nous pourrons alors découvrir par la seule observtion et sans expérimentation une loi réelle de la nature. »

Il s'en suit donc que, pour la recherche des causes, la médecine ne peut et ne doit employer au début que l'observation, dont l'analyse et l'abstraction constituent les deux éléments essentiels.

Mais en raison même de l'étendue de la complexité de l'objet qu'elle étudie, il faut que l'observation médicale porte non seulement sur le fait, non seulement sur une circonstance dans laquelle se produit le fait, mais sur toutes les circonstances où il se peut découvrir. Et aussi qu'elle considère ainsi que l'enseigne Bacon, la totalité des faits actuels comme le résultat de tous les faits passés et de tous les faits existants, le moment d'avant.

C'est alors qu'appuyé sur un nombre considérable de faits observés dans des circonstances infiniment variées, l'induction peut parvenir à déterminer à quelles causes, quels effets sont liés.

C'est ainsi que procédait logiquement l'ancienne médecine, et quand je dis l'ancienne médecine, je ne veux pas parler uniquement des temps hippocratiques, mais également de ceux pas bien lointains encore, où cette belle science ne s'était pas laissée envahir, dominer par la bactériologie.

Je suis le premier à reconnaître que ces règles de la logique, dont je viens de rappeler l'existence, ne seraient que d'inutiles redites, si la bactériologie avait simplement laissé croire qu'elle en soupçonnait l'utilité, et si sa manière de faire n'était pas avec elle en absolue contradiction.

Pour cette science purement logomachique, pas n'est besoin de tant d'histoires empruntées à la philosophie.

Pour elle, le fait qu'elle étudie, c'est-à-dire la maladie, est chose simple ; c'est une entité. La cause est des plus simples aussi, c'est un microbe, autre entité bien entendu. Les circonstances ne sont pas plus compliquées, elles sont réalisées chaque fois qu'il y a des foyers infectieux. Comment se forment les foyers infectieux ? par les microbes ; d'où viennent les microbes ? des foyers infectieux. Telle est cette théorie simpliste qui ose se donner le nom de science, le cercle dans lequel elle circule est bien le plus vicieux qui se puisse imaginer. Il est également très restreint, car dès l'instant où les maladies ou les microbes sont des entités, toutes recherches deviennent inutiles, les causes premières étant inaccessibles. Ainsi, la bactériologie a conduit d'un seul bond la science, vers les sommets radieux où se tient la vérité pure.

Je sais bien que l'ancienne médecine avait souvent abouti, malgré sa méthode logique, à bien des erreurs de théorie, à bien des erreurs d'application ; mais celles-ci ne provenaient pas du fait de sa méthode. Elles étaient les conséquences fatales des nombreuses inconnues, qui de toutes parts se dressaient devant elle. La médecine, obligée de s'adresser aux autres sciences, ne vaut en réalité que ce que valent ces sciences.

Ses applications, ses déductions, ne sont justes, ne sont exactes qu'autant que les déductions de la physique, de la chimie, surtout de la physiologie sont elles-mêmes justes et exactes. Et ces dernières années marquent pour ces sciences un progrès considérable. Car, sans parler de l'électricité, les découvertes extraordinaires de Crookes, d'Aksakoff, de Rochas, de Baraduc, jettent sur la composition de ce mystérieux milieu extérieur, d'une part, sur les propriétés émissives des êtres animés d'autre part, une lumière nouvelle, éclatante. Il fallait nécessairement dans une théorie rationnelle tenir compte de ces données originales qui ouvrent à la médecine des horizons nouveaux ; c'est ce que je me suis efforcé de faire.

CONCLUSIONS.

Une année s'est à peine écoulée, depuis la publication de mes études sur les entités morbides,
que déjà un des points principaux de ma doctrine
se trouve vérifié par les microbiens eux-mêmes.
Je démontrais, par le raisonnement basé sur l'observation, que l'hypothèse de la spécificité du microbe pathogène n'était pas soutenable. De ce fait,
j'eus à subir les critiques les plus malveillantes,
les sarcasmes les plus amers de mes confrères ré-
putés les plus savants. Et dire, s'écriait l'un d'eux
dans un journal médical, que M. Boucher, après de
semblables affirmations, se promet de nous parler
bientôt de la vaccine anti-rabique, de la vaccine
anti-diphtérique, anti-variolique ! Ici, plusieurs
points d'exclamation, suivis de points d'interrogation, exprimaient le profond sentiment de commi-
sération qu'éprouvait pour moi, modeste praticien,
l'éminent bactériologue.

Un autre, de mes connaissances, jeune encore,
mais déjà savant professeur d'une gentillette Faculté de province, auquel j'avais exprimé la même
opinion, s'enfuit scandalisé, en me jetant ces mots
empreints du plus sérieux mépris : « étudie, mon
cher, étudie. » C'était un de ces nombreux bactériologues qui, depuis leur 5ᵉ doctorat, n'ont onc-
ques plus vu de malades, et qui étudient les maladies aussi bien que les épidémies, assis dans leur
laboratoire, l'œil figé sur un microscope.

Aujourd'hui, c'est à mon tour de me gausser et de leur dire : « Etudiez, bons Messieurs, mais surtout comprenez ! »

Voici, en effet, ce que je lis dans *la Gazette hebdomadaire de médecine et de chirurgie* du 23 juillet 1896 :

M. Lemoine, professeur agrégé du Val-de-Grâce, rapporte l'observation d'un homme atteint de tuberculose aiguë dans les selles duquel on a trouvé le bacille d'Eberth. L'autopsie démontra l'existence de foyers caséeux pulmonaires, les plaques de Peyer étaient intactes, absolument intactes.

Dans le même numéro je trouve ce qui suit : « Sanarelli a isolé dans l'eau de Versailles, ville indemne du choléra, le vibrion cholérique.

Ailleurs, on signale également la découverte de Remlinger, de Schneider, qui trouvent le même vibrion cholérique chez des Brightiques, des lencemiques, des paludéens.

Que signifie donc maintenant la présence du bacille d'Eberth dans la fièvre typhoïde, puisqu'on le retrouve chez un tuberculeux qui n'a pas eu et qui n'a pas la typhoïde ?

Que signifie dans le choléra la présence de ces fameux vibrions ? puisqu'ils existent dans les reins, dans les glandes des gens qui n'ont pas, qui n'ont jamais eu le choléra, puisqu'on constate leur présence dans l'eau d'une cité qui échappe aux manifestations cholériques.

Que signifie dans une maladie quelconque la présence de tel ou tel microbe, puisqu'on peut les trouver tous réunis dans n'importe quelle affection ?

Que deviennent ces hypothèses de la sécrétion bacillaire, de la phagocytose ? Tous ces échaffaudages tombent, la théorie microbienne toute entière est frappée de caducité.

Cependant, la bactériologie ne veut pas désarmer encore, elle s'accroche à son microbe.

Les bacilles, dit-elle maintenant, ne sont plus pathogènes d'emblée, ils ne se développent plus chez tous les individus qui en sont imprégnés, ils ne se manifestent que chez des sujets dont l'organisme présente des conditions favorables à leur éclosion.

Ceci est l'aveu d'impuissance déguisé sous une phraséologie savante. Car alors, ce sont ces conditions qu'il s'agit de faire ressortir, puisqu'elles seules constituent les véritables sources du mal. Le microbe n'est plus l'auteur, il n'est que le simple comparse, tel que je l'ai fait ressortir.

Nous pouvons donc compter les heures qui nous séparent de ce moment béni, où l'humanité consolée poussera ce cri de délivrance : Il n'y a plus de microbes, ni de bactériologues pathogènes.

Dans ce présent ouvrage, suite logique de mon *Etude sur les entités morbides*, je démontre, par le raisonnement basé sur l'observation, que les injections faites en les organismes humains de virus perfectionnés tirés des fermentations organiques, y introduisent des levains morbides. Que de ce fait, et par le mécanisme que j'ai expliqué, ces organismes sont orientés vers les termes supérieurs de la série infectieuse. Qu'ainsi sont reconstitués, dans l'économie, les germes en train de disparaître des épouvantables maladies disparues.

Ces conclusions sont également en voie de se confirmer. Malgré la bactériologie, qui, sur des statistiques fausses, veut nous convaincre de l'efficacité de ses détestables remèdes bien qu'elle s'efforce de signaler partout la diminution considérable de toutes les maladies infectieuses, celles-ci n'en existent pas moins, aussi fréquentes, aussi meurtrières qu'autrefois. Et le monde reste terrifié, en présence des déchets effroyables que détermine la tuberculose.

La tuberculose, telle est l'expression indéniable, je l'ai démontré, des effets de la vaccine, et cette affection meurtrière s'en va croissant, croissant toujours. Elle est l'indication précise de cette déchéance de la race, organisée officiellement et scientifiquement par les méthodes empiriques, exagérée encore par la bactériologie.

Voici, à ce sujet, une statistique qui nous est fournie par le Docteur Dupouy (d'Auch).

En 1892, voici ce qu'on constate dans la seule ville de Paris :

ANNÉE 1892

Tuberculoses pulmonaires		Tuberculoses diverses	
En ville	10.441	En ville	1.712
Hôpitaux civils . .	4.010	Hôpitaux civils . .	600
Hôpitaux militaires	31	Hôpitaux militaires	10

Total général : 16.804.

ANNÉE 1893

Tuberc. pulmon.		Méning. tuberc.		Tuberc. diverses	
En ville..	10.190	En ville....	856	En ville....	655
Hôp. civ..	4.147	Hôpit. civils.	185	Hôpit. civils.	302
Hop. mil.	32	Hôpit. milit.	9	Hôpit. milit.	6
Domiciliés		Domiciliés		Domiciliés	
hors Paris	491	hors Paris..	35	hors Paris..	40

Total général : 16.948

Les annuaires statistiques de la ville de Paris, dit notre éminent confrère dans ses intéressantes causeries scientifiques, paraissant en retard de deux années, nous ne pouvons donner les chiffres de 1894 et de 1895, mais il est possible de fournir quelques indications d'après les bulletins hebdomadaires de cette année.

La moyenne de la mortalité pendant le mois de mai 1896, l'un des mois où l'on constate ordinairement le plus petit nombre de décès par la tuberculose, a été de 246 par semaine, et il ne s'agit que de Paris, bien entendu, c'est-à-dire du 1/15 de la population de la France environ, population appartenant à toutes les classes de la société.

Le résultat de ce calcul nous oblige à constater que dans une seule année en France, il disparaîtrait 191.880 individus, du fait de cette maladie.

En présence de ce résultat véritablement effrayant, le docteur Dupouy se demande ce qu'on a fait jusqu'à ce jour pour combattre le fléau.

Sa réponse exprime exactement la valeur du système scientifique officiel : La bactériologie, dit-il, n'a trouvé d'autre moyen que d'inviter le public à ne pas cracher dans les omnibus, dans les tramways. Dans les gares, cette ridicule inscription s'étale partout : « MM. les voyageurs sont priés de ne pas cracher. » Jamais les médecins, même au temps de Molière, n'auraient inventé celle-là ; et il était réservé aux bactériologues, non seulement de se noyer, mais de vouloir aussi noyer l'humanité toute entière dans un crachat.

Pour affirmer davantage la légitimité de mes

déductions, voici que réapparaissent les maladies disparues.

Dans ces derniers mois, la Presse signalait en plein Paris de nombreux cas de lèpre, le typhus était signalé dans plusieurs départements, et cela en pleine paix, sans qu'aucune grande agglomération d'individus, réunis sur un point donné, en puisse expliquer l'origine.

Dans ces pays d'Orient, les Indes, le Japon, envahis eux aussi par l'inondation des virus vaccinaux ou autres, voici la peste bubonique qui semble se réveiller.

Il est donc urgent de s'arrêter, car ces épidémies annuelles de grippe, type des maladies infectieuses, expression affaiblie de ces affections qui désolèrent l'antiquité, nous indique que l'ennemi est proche.

Quelques temps encore de ce régime d'injections intensives, et la peste et le typhus éclateront de nouveau chez nous. On dira alors qu'elles sont dues à la contagion venue des Indes.

Je supplie donc les pouvoirs publics de prendre les mesures les plus rigoureuses pour arrêter le mal et il est déjà tard.

Je supplie la médecine, cette science sublime, si attachante, de se soustraire au plus vite au microbe qui l'empoisonne, de laisser les bactériologues se débrouiller dans leurs toxines, leurs vaccines et leurs streptocoques, sans oublier les pneumocoques, tous les coques, staphylocoques et gonocoques, les vibrions et les bacilles, les spirilles, les phagocytes, les bâtonnets, puis les virgules, etc, etc.

Ils ne pourront y parvenir; car dans cette confusion du langage, indice de la confusion des idées, leur doctrine s'évanouira, et elle apparaîtra à la science de l'avenir comme l'expression d'un fantastique rêve, ayant donné naissance à une effrayante réalité.

Leur honte sera leur châtiment, on pourrait, il est vrai, à titre de représailles, les condamner à boire non pas la ciguë, mais leur lait stérilisé, ce qui au bout d'un certain temps, produirait le même résultat. On pourrait, pour exagérer le supplice y ajouter le pain dit complet, inventé sans aucun doute par l'un d'eux, après toute une série de fours, non moins complets, je le suppose, ce serait du moins une suite logique. Mais pourquoi se montrer cruel? L'important pour l'humanité est que désormais ils ne puissent nuire, qu'ils soient rejetés de cette science qu'ils ont détournée de sa voie, qu'ils ont entraînée vers l'abîme.

Et la médecine, alors débarrassée de ses éléments pernicieux, reprendra sa marche en avant. Elle abandonnera comme sottement orgueilleuse, la devise de la bactériologie, je guéris tout et toujours, pour reprendre son ancienne et douce formule, je guéris parfois, soulage souvent, console toujours, véritablement scientifique, car elle est faite de modestie.

Est-ce à dire que par là, elle se reconnaisse vouée à l'impuissance, et qu'elle ne puisse espérer élargir les premiers termes de sa formule ? Est-ce à dire que l'idée philosophique qui s'en dégage, soit marquée au coin d'un fatalisme absolu, antithèse de toute science, de tout progrès? Non pas !

La maladie, une des formes du mal, est comme
lui l'expression d'une rupture d'équilibre. Il s'en
suit fatalement, que mieux seront connues les conditions de cet équilibre, et plus seront efficaces
les moyens employés pour le rétablir lorsqu'il deviendra chancelant.

Mais la formule quand même restera exacte, car
elle laissera toujours entrevoir, qu'au-dessus de
la science humaine, il existe des lois supérieures
devant lesquelles elle se sent impuissante. Car elle
indiquera surtout qu'il faut aller puiser les plus
précieux remèdes contre les maux dont l'humanité
souffre, aux sources fécondes du dévouement, de
l'amour et de la bonté.

TABLE DES MATIÈRES